免疫の新常識

病気にならない人の

安保 徹

toru abo

新潟大学大学院
医歯学総合研究科教授
安保　徹［著］

永岡書店

はじめに

まだまだ平和で豊かな時代です。こんないい時代に病気になって苦しんでいるのはもったいないことですが、実際には慢性病を抱えて苦しんでいる人の数は増える一方でしょう。

というのも、現代医療は慢性病の原因を究明するまではいかず、薬など対症療法のレベルで止まり、一方の患者さんも対症療法に依存しているからです。

もちろん病気を治す側の医師は使命感に燃え頑張っているのですが、病気に伴う不快な症状の改善だけに振り回された揚げ句、慢性病になってしまうのです。なぜなら、不快な症状自体は体を修復するためのステップで、薬で抑えるべきものではありません。ですから、症状を改善する治療で熱心に薬を使えば使うほど治りにくくなるのは当然でしょう。

また、免疫力で守られている私たちの体は間違いを起こしませんが、無理な生き方が間違いを起こして病気を招きます。ストレス、過労、寝不足、乱れた食生活、運動不足など、それまでの無理な生き方を変えなければ完治も見込めません。にもかかわらず、そこに思いが至る医師も、生き方を改めようとする患者さんも少ないのが現状です。これでは、いつまでたっても健康になれるはずがないといえます。

このような現状に対し、病気からの脱却に必要な免疫のしくみや、その実践方法を紹介した「家庭医学書」が、前著『安保徹・最強の免疫学』(永岡書店)です。読者の方々からは、免疫と病気に関する私の本の中でも、とりわけ理解しやすいという反響が多く、今回、同書に免疫力アップの具体的方法などを加筆し、文庫本として上梓しました。今回の文庫化で、より手軽に、多くの人の病気脱却の手助けになるものと期待しています。

免疫のしくみを理解し、自然の摂理に則した「病気にならない生き方」の選択に、ぜひ本書をお役立てください。

安保　徹

もくじ

第2章 体質も変わる免疫の知恵 55

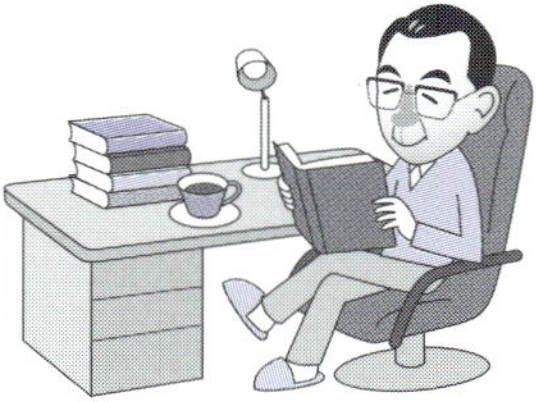

第3章　ストレスから我が身を守る免疫学　89

第4章　安保流！ すぐできる！ 免疫力アップの生活習慣　129

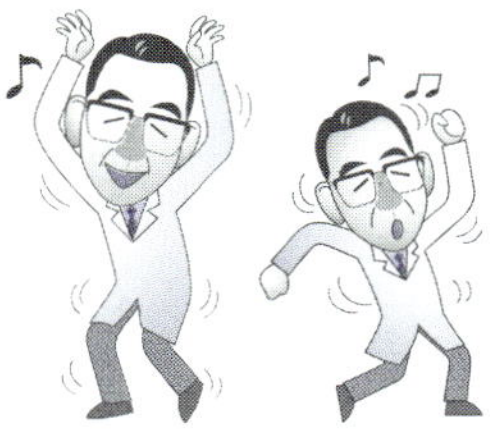

第5章

免疫力を上げる毎日の食事 169

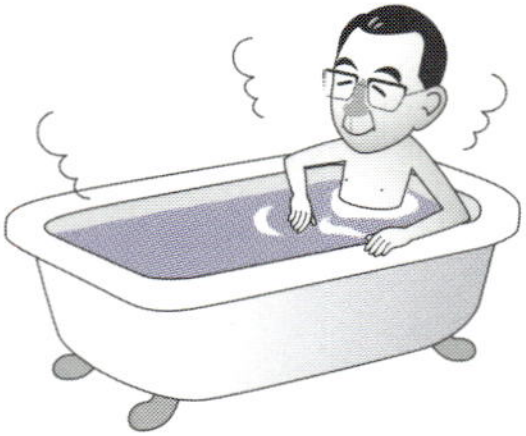

参考文献

薬をやめると病気が治る
安保　徹著　マキノ出版
病気は自分で治す
安保　徹著　新潮社
病は気からの免疫学
安保　徹著　講談社
医者に見放されても病気は自力で治る
安保　徹著　講談社＋α新書
体を温め免疫力を高めれば、病気は治る！
安保　徹／石原結實著　宝島社
未来免疫学
安保徹著　インターメディカル
実践・実証！　安保免疫学
安保徹監修　宝島社新書
最強の免疫学
安保　徹著　永岡書店
病気にならない免疫力をつくる毎日の食事
安保　徹著　永岡書店

編集協力　坂巻典子
本文レイアウト　編集室クルー
イラスト　五十嵐　亨
編集担当　大東靖典（永岡書店）

第1章
体調管理に役立つ免疫学の基本

病気のほとんどはストレスから始まる

体調をくずしたときや病気にかかったときに、それまでの生き方から「なるべくしてなった」と思うか、それとも「運が悪くてなった」と思うかで、その先の回復度が違ってきます。

病気が発症した直後は、往々にして、これといった原因がなく偶発的に起きたかのようにとらえがちです。しかし、これまでの人生で体調を大きくくずしたときのことを思い返してみれば、決して偶然ではないことがわかるはずです。そうなる前には必ず、体と心にとってプラスではないこと、喜ばしくないことが起きていたでしょう。

例えば、無理をしすぎたり、疲れがたまったままだったり、寝不足が続いていたり、悩みや心配事を長く抱えていたり、ときには、強いプレッシャーのなかで我慢を強いられていたかもしれません。このようなことがしばらく続くか、

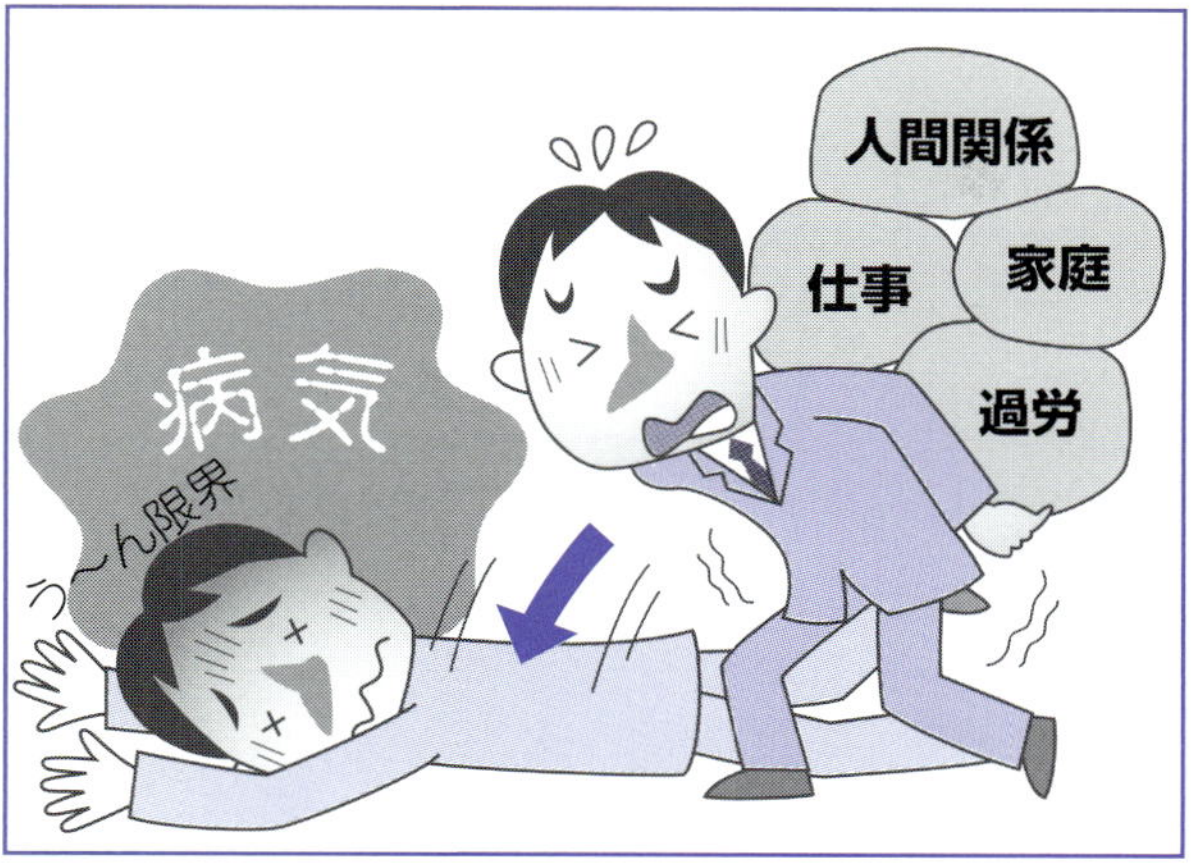

あまりにもその程度が強く自身の許容範囲を越えたときに、それがその人のストレスになるわけです。

そして、いつまでもストレスが解消されないままだとそれまで順調だった人が体調を崩し始め、そこから、病気が引き起こされます。つまりストレスの存在に気づかないままでは、体調不良からも、その後の病気からも回復しづらく、なぜ病気になったかをいたずらに悩むことにもなります。つまり、運が悪くて体調不良や病気になったという捉え方では、予防も治癒もできないのです。

ストレスにあやつられる体調

そうであるなら、ストレスが一切なく、体力も気力も温存し、つらいことや悩みのない思い通りの毎日が送れれば健康は保てそうですが、そうはいきません。どう生きても、ストレスを完全に排除することはできないからです。

では、不可避な存在であるストレスを感じたときに、私たちの体はどう反応するのでしょうか。疲労や悩みが蓄積したときには体のどこの器官が反応するかを知ることが、ストレスの軽減の鍵となります。

先陣を切って反応するのが、神経系の末梢神経に属する自律神経です。自律神経は、神経系の末梢神経の一種で、体にある六〇兆もの細胞の働きを調整するために全身に分布し、自分の意志では決してコントロールできないタイプの神経です。今このときもあなたの心臓が鼓動し続けるのも、あなたが数時間前に食べた食事の消化や吸収を続けているのも、運動すると自然に汗ばんでくるのも、すべてこの自律神経の働きによるものです。

このように自律神経は、消化、吸収、体温調節、排泄、生殖といった日常的な行為を行うために必要な諸々の機能を、バランスを保ちながら、しかも就寝中でさえも片時も休まずコントロールし続けています。疲労が蓄積したりしてバランスがくずれると、消化や呼吸や体温調節といった自律神経がかかわるさまざまな全身障害、つまり体調不良が次々と誘発されるわけです。睡眠をとっても疲れが抜けない、不眠が続く、頭痛や肩こりが重いなどの体調不良、そして高血圧や脳梗塞、アレルギー疾患などの病態はすべて、ストレスでくずれた自律神経のＳＯＳサインなのです。

体調をくずしかけたときは、何をおいても、ストレスで乱れた自律神経の揺れを正常の範囲に戻さなくてはいけません。

実際には、働きすぎや頑張りすぎに気づき、休養が十分にとれていないなら適切な休養や安静をとることです。これについては、なるべくして病気になったという考え方に立てば、すぐに実行すべきことだと気づくでしょう。

また食事においても、体を冷やさないことに気をつけるなど、今までの生活パターンを見直して改めるべきなのです。

興奮の交感神経とリラックスの副交感神経

体調や病気、ストレスや免疫のキーマンである自律神経。そのメカニズムとはどんなものでしょう。

自律神経は二種類で、活動するときに働いて興奮の体調をつくる「交感神経」と、休むときに働いてリラックスの体調をつくる「副交感神経」があります。交感神経は行動や運動の担当で、血管を収縮させ、血圧や心拍を上昇させ、食欲を抑制するのです。副交感神経は休息や食事の担当で、血管を拡張させ、血圧や心拍を低下させ、胃腸の働きを活発にしたりします。

例えば、こんなふうです。血圧が上がり脈が速くなるのは、興奮して交感神経が優位になったからです。その状態からリラックスして副交感神経が優位になると血圧が下がり始め、脈も穏やかになります。心配事で食欲が衰えるのも交感神経が優位になって食欲の抑制が始まるからで、安心すると副交感神経が

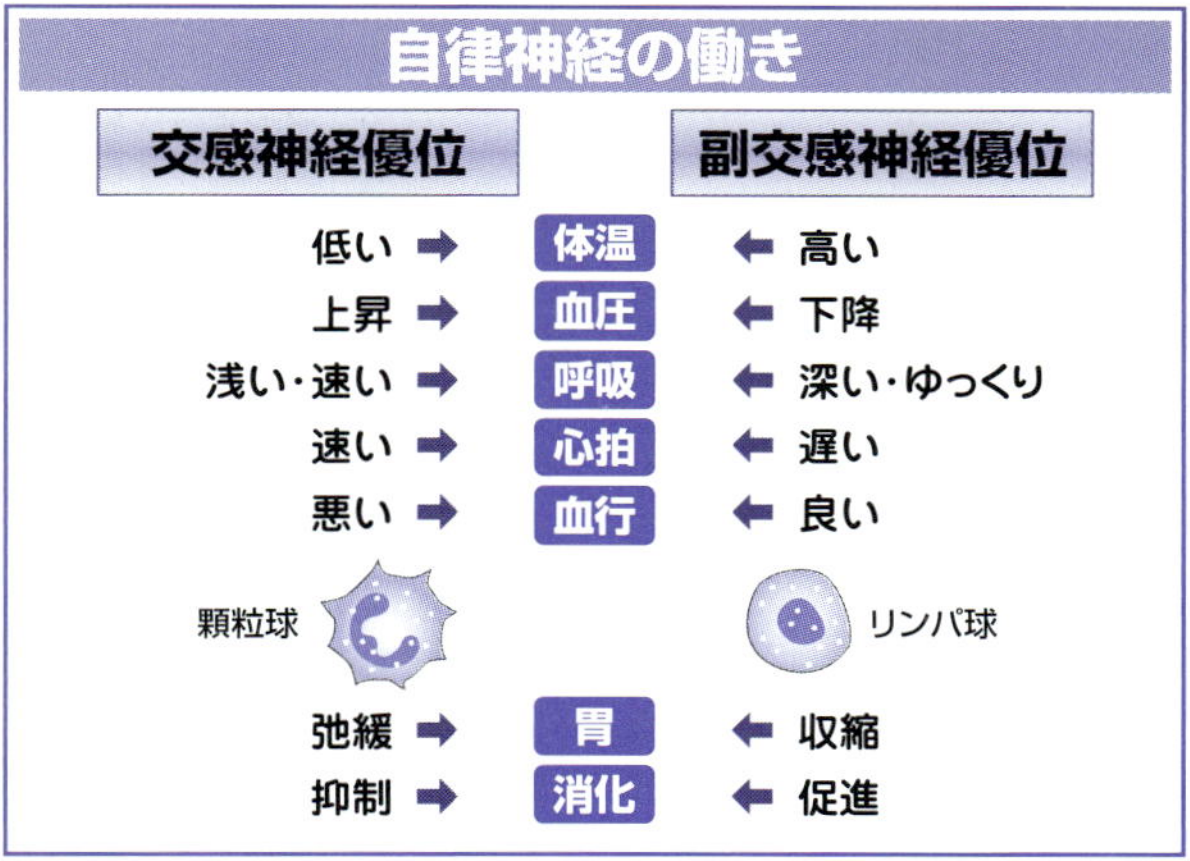

	交感神経優位		副交感神経優位
	低い ➡	体温	⬅ 高い
	上昇 ➡	血圧	⬅ 下降
	浅い・速い ➡	呼吸	⬅ 深い・ゆっくり
	速い ➡	心拍	⬅ 遅い
	悪い ➡	血行	⬅ 良い
	顆粒球		リンパ球
	弛緩 ➡	胃	⬅ 収縮
	抑制 ➡	消化	⬅ 促進

優位になって食欲はたちまち旺盛になるのです。逆に、そのときどきの体調が、副交感神経や交感神経を優位に導くこともあります。

こうして刻々と変わる状況に応じて、交感神経と副交感神経がモチベーションを発揮し、きっちりと役割分担をしている状態が自律神経のバランスのいい状態です。

私たちが体調がよいと感じるときは、交感神経、副交感神経のどちらかに固定されて静止することもなく、ちょうど公園の遊具のシーソーのようなバランスで保たれているときなのです。

副交感神経優位で免疫が働く

シーソーのように揺れながら、なんとかバランスを保っている自律神経をくずす最大の敵が、無理をしたり、悩んだりといった「心身のストレス」です。ストレスを受けるとまず交感神経優位に大きく傾きます。

この交感神経に大きく傾いた状態が「交感神経の緊張」で、交感神経の緊張が続くと精神的にはイライラしやすくなり、肉体的には動悸がしたり、血圧の上昇や食欲の低下などが現れます。交感神経の緊張がさらに長期にわたると、粘膜や組織に障害が起き、体調不良から後々は病気を発症することになります。ですから、病気の大半は、この交感神経の緊張が持続するうちに免疫力が下がって起きる、と考えていいのです。

しかし、交感神経が緊張したあとには、必ず「このままでは大変だ！　なんとかしなくちゃ！」という揺り返しの反応も起きるようになっています。それがストレスから自分を守ろうとする免疫反応です。その免疫反応が起きたときに優位になるのが副交感神経です。つまりは、「副交感神経が優位」になったと

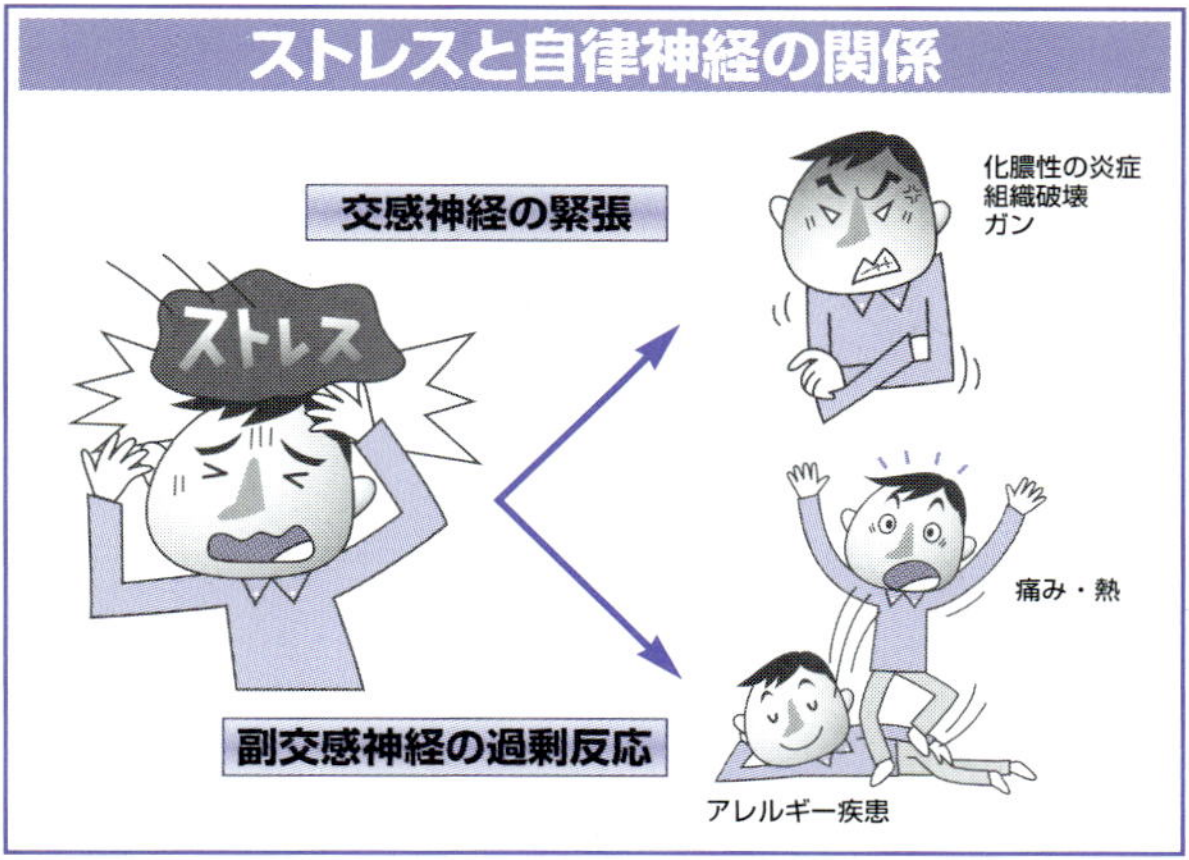

きに免疫力が正しく働き、病気の予防や治癒に働くと考えていいのです。ただ、守りも行きすぎると神経が過敏になり「副交感神経の過剰反応」が起こり、それで起きる病気がアレルギー疾患やうつ病です。

おさらいをしましょう。ストレスを受けると交感神経優位に傾いて病気に、次に守ろうとして副交感神経が優位になって治癒に、そして守りが行き過ぎると副交感神経の過剰反応でアレルギー疾患など別の病気が起きる。つまり、病気と治癒のどちらも、自律神経の反応から始まるわけです。

免疫システムは血液の『白血球』で働く

免疫力に影響するのが自律神経ならば、その影響を受けて免疫システムが働く場所もあります。それが血液の白血球です。

私たちの体に流れている血液は、液体部分の血漿《けっしょう》と、細胞である赤血球、血小板、白血球から構成されています。圧倒的に量が多いのが赤血球で、血液の色が赤いのはこのためです。赤血球は酸素や栄養を運ぶという命の根源に関わる役目をしています。しかし、免疫の舞台となるのは量に勝る赤血球ではなく、白血球のほうです。

さて、白血球は、体を異物から守るために全身の血液を巡ります。白血球が常に生物の活動状態を反映して揺れ動いているので、そのときどきの白血球の状態が生命力を映し出します。だから血液検査での白血球の量の変動を見れば、出血、感染症、悪性腫瘍、組織壊死の有無などが診断できるのです。

白血球の免疫細胞の役割分担

そうした白血球にも役割分担のために、主に「リンパ球」「顆粒球」「マクロファージ」の三種の免疫細胞が存在します。

人間は単細胞生物から進化しましたが、単細胞生物時代の白血球にはマクロファージだけしか存在しませんでした。本家本元であるマクロファージは、体に入ってきた異物を食べる能力やそれを処理する二つの能力を持っていたのですが、その働きをより精巧に行うために顆粒球やリンパ球が進化して生まれました。つまり、免疫システムの分業化が行われたのです。

外界から入ってきた細菌など異物をいきなりパクリと食べてしまうマクロファージの「貪食能」を顆粒球が引き継ぎました。

そして食べそこなって体に侵入した異物を排出したり流したりするマクロファージの「処理能力」をリンパ球が引き継ぎました。

進化した後のマクロファージは、顆粒球とリンパ球の司令塔としての役目を果たしています。

免疫力のカギを握るリンパ球

白血球の中では、顆粒球が六〇%、リンパ球が三五%、マクロファージが五%の割合を保ちながら存在しますが、この割合も一定ではありません。

日常的に無理をしたり、ストレスが加わったりするたびにその割合は変動します。また朝、昼、晩の一日の時間の流れ、天気や季節の影響、さらには年齢でも変動します。このように人間の体は、生まれてから死ぬまで白血球のリンパ球と顆粒球の量の変動に影響を受け続け、そのときどきの体調もそれによって左右されるわけです。

これらの変動で白血球内で顆粒球が増えればリンパ球が減り、逆にリンパ球が増えれば顆粒球が減るようにもなっています。私たちが病気や老衰で死を迎えるときは、顆粒球が増えて白血球内でのリンパ球の減少が加速し、リンパ球が限りなくゼロに近くなったときです。

すなわち、生きていくために必要な免疫力とは、白血球のリンパ球の量と活性化にかかっているわけです。

白血球のしくみを警備会社に例えてみると

マクロファージ
約5%

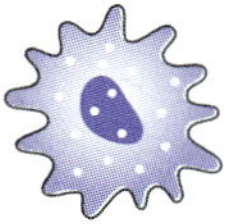

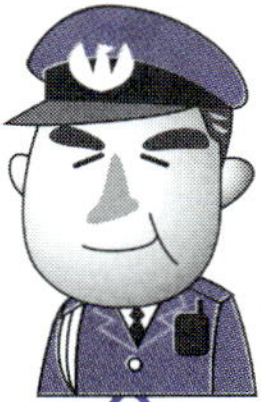

ベテラン警備員の
マクロファージさん

昔は、体力にまかせてバリバリ働いたが、今は的確な指示を出す「まとめ役」に徹する。彼がいないと、この警備会社は機能しないほど頼りにされている。

貪食能を引き継ぐ

処理能力を引き継ぐ
（免疫機能）

顆粒球
約60%

体育会系警備員の
顆粒球さん

怪しいヤツが侵入したという知らせを受ければ颯爽と出動し、勇敢に飛びかかっていく。そして、敵をまるごとのみ込んで自爆してしまうという過激な性格の持ち主。

リンパ球
約35%

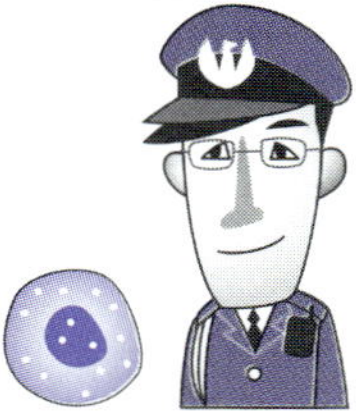

文化系警備員の
リンパ球さん

体力勝負で短気な顆粒球さんとは対照的に、侵入してきた敵が何者なのかを調べた上でマクロファージさんの指示を受けて出動。小さな敵も見逃さない、きめ細やかさが長所。

免疫力がみなぎっている状態とは？

免疫力が高い、体に免疫力がみなぎっているということは「丈夫で病気をしないこと」であり、「病気にかかっても治りが早いこと」と理解していいでしょう。そして私たちが病気を回避し、病気の治癒が早い状態になっている理想的な体調のときは、血液中の白血球でリンパ球が増えているときで、リンパ球が活性化している状態なのです。

副交感神経優位→リンパ球活性化で免疫力アップ

なぜ、リンパ球が増え活性化すると免疫力が高くなるのでしょうか。主にリンパ球には、侵入してきたウイルスや異種タンパクなどの小さな異物を食い止めて、それらに抵抗するための抵抗体を作る働きがあります。

リンパ球が作る抵抗体が「抗体」で、カゼのウイルスに感染して首の付け根のリンパ節が腫れるのも、リンパ球が抗体を作るからです。この抗体を作って病原体の抗原をやっつけるシステムを「抗原抗体反応」といい、一般的に抵抗力というのは、この抗原抗体反応のことを指します。そのため、リンパ球が増え活性化することは抵抗力を高め、免疫力を高めることになります。

おもしろいことには、人間の体にはこのリンパ球を支配し活性化させる、特定の神経が存在します。勘のいい方ならもうおわかりでしょう。それが前述の自律神経のうち、休息したりリラックスすることで活発になる副交感神経です。

リンパ球は細胞膜上にアセチルコリンという受容体を持っていて、これが副交感神経からの命令を受けることになります。そしてアセチルコリンは、血管の拡張を行う神経組織に含まれる物質です。

睡眠をとらない、休養をとらないなどの休息不足で副交感神経が働かなくなると血管が拡張しないので、アセチルコリンも発生しません。そのため自律神経の副交感神経が働かなくなると、白血球のリンパ球も減少してしまい、結果、免疫力が低下します。

交感神経緊張→顆粒球活性化で免疫力低下

では、もう一方の顆粒球はどんな働きをするのでしょう。

白血球には、体内にブドウ球菌や連鎖球菌のような大型の細菌が侵入してくるといきなり食べる能力の「貪食能」があり、顆粒球が大型の細菌を食べ、顆粒球が食べこぼした小型の細菌をリンパ球が抗原抗体反応でやっつけるシステムになっているのです。そうなると、抵抗体を作らないだけで顆粒球も免疫に貢献していそうですが、細菌を食べた顆粒球はすぐに死んでしまうのです。すぐに死ぬ顆粒球の死骸が傷口に出る膿で、その一方で顆粒球が死んだ後には、臓器や血管の粘膜上に活性酸素という毒をまき散らします。まき散らされた活性酸素が組織や細胞を破壊する結果になり、病気を引き起こします。つまり、白血球に顆粒球が増えているのは、免疫力が低下した状態と捉えられます。

そんな顆粒球を支配するのが、もう一つの自律神経である交感神経です。顆粒球の細胞膜上に、血管の収縮を行うアドレナリンの受容体を持っていて、その受容体が交感神経の命令を受けます。ですから、交感神経が緊張すると顆粒

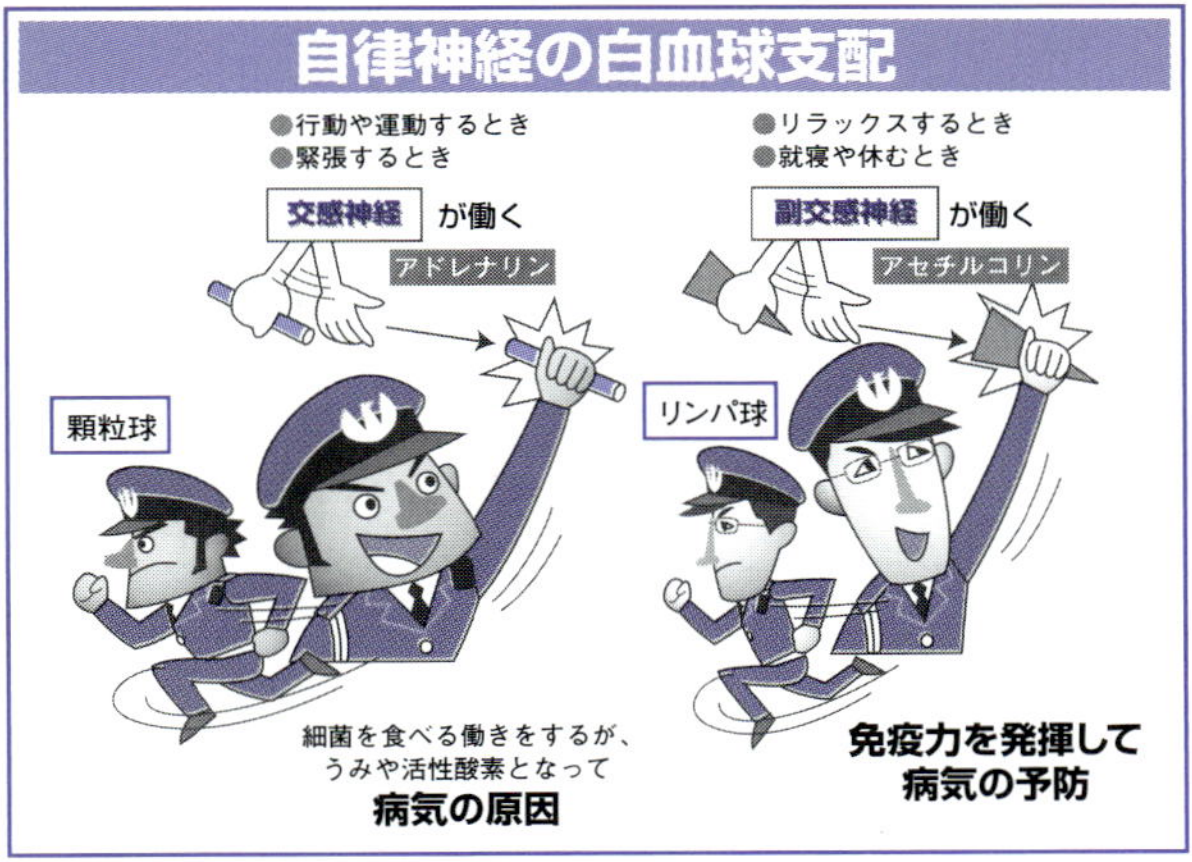
自律神経の白血球支配
●行動や運動するとき
●緊張するとき
交感神経 が働く
アドレナリン
顆粒球
細菌を食べる働きをするが、
うみや活性酸素となって
病気の原因
●リラックスするとき
●就寝や休むとき
副交感神経 が働く
アセチルコリン
リンパ球
免疫力を発揮して
病気の予防

球が増えて、その結果、免疫力が低下することになります。

以上の、免疫への働きにおける自律神経と白血球の関係、すなわち、「副交感神経→リンパ球」で免疫力アップ、「交感神経が緊張→顆粒球が活性化」で免疫力低下、これが私が共同研究者らと発見した『自律神経の白血球支配の法則』です。

この法則を、健康の考え方に導入すると、どうすれば体調不良や病気から逃れられるのか、さらには病気を治すのは自分だという考えに行き着くことができるのです。

薬を飲んでも病気が治らないのはなぜか？

　ここまで述べてきたストレスとは別に、病気になって薬を飲みすぎていることも、免疫が正しく働かない状態を作り、病気を治りにくくしていると思われます。真面目に薬を飲んでいても、病気がなかなかよくならないのはそのためです。

　ガン、膠原病《こうげんびょう》、アトピー性皮膚炎、糖尿病や高血圧の生活習慣病、心疾患、慢性の腰痛やひざ痛など病気の大半は、無理な生き方によるストレスが引き起こした自律神経の交感神経の過緊張で起きます。交感神経の過緊張により血管が収縮して血流障害を起こし、顆粒球が増えて活性酸素が増加し組織破壊が起きた結果なのです。そして組織破壊が始まると、体では修復のために免疫システムが動きだし、自律神経の副交感神経が修復に働いて病気を予防していきます。その副交感神経の修復で活躍するのが、プロスタグランジンという全身の組織にあるホルモンです。

プロスタグランジンというホルモンは、刺激を受けると体液中に増えて、痛み、腫れ、発熱を起こします。つまり、私たちがたびたび経験する痛み、腫れ、発熱などの症状は、プロスタグランジンが身体を修復しようとして起こす、副交感神経の治癒反応なのです。

一方、痛みを止めるためには消炎鎮痛剤が用いられますが、消炎鎮痛剤はプロスタグランジンの働きを抑えることで痛みを抑える薬です。つまり、消炎鎮痛剤を飲むと痛みがおさまりますが、その一方では治癒反応が抑制されます。これは修復に働く副交感神経の働きも抑制し、現在かかっている病気が治らない状態を作り出します。免疫力の低下を招くので、病気にかかりやすい状態を作っていることになるわけです。

消炎鎮痛剤に限らず、降圧剤、利尿剤、ステロイド剤、カゼのときの抗生物質などの薬も、同様に治癒反応を抑える結果を招きます。例外として、カゼをこじらせてかかる肺炎は、カゼのウィルスに対して免疫が働かないまま炎症を起こした状態なので、肺炎には抗生物質が必要になります。

薬の服用が長期化すればするほど、頻繁であればあるほど、免疫力が低下した状態が続き、治癒からも遠のく結果を招くことになりかねません。薬を絶対に使ってはいけないわけではなく、薬は急性期に二割程度使用し、残りの八割は「病気は自分で治す」という感覚を持つべきでしょう。

重症化の原因も薬?!

現代医療の弱点は治癒反応を無視した考え方にあり、薬で治癒反応が抑えられて免疫力が低下し、病気や体調不良から脱却できない人たちもいます。とりわけ、お年寄りやビジネスマンに目立つでしょう。

お年寄りでいえば、一人のおばあちゃんがいくつもの体調不良を抱えて山ほどの薬を半永久的に飲み続けているという現実……。おばあちゃんも最初から複数の体調不良があったわけではなく、初めは耳鳴りやセキが続くなど一つか二つの体調不良だったはずです。ところが最初の一つを改善する薬を長期間飲み続けることにより免疫力が低下。それによって新たな体調不良が発生すると、また別の薬を飲むはめに陥ります。気づいたら、通院のたびに、買い物帰りと間違うほどのビニール袋いっぱいの薬が出されることになります。これが病院に行く機会が多い、お年寄りが陥る「薬漬け」の世界です。

逆に、ビジネスマンや若い女性など、病院に行く時間がない人が体調をくずすたびに、安易に売薬の鎮痛剤や解熱剤で痛みや熱をすぐ止めたり下げたりすることも、同じように完治を遠ざけ薬漬け生活の危険を招きます。

鎮痛剤など薬を頻繁に飲み続けている人が、飲むのを中止することで症状が改善することも実際にあるわけです。もちろん、薬がすべて害だといっているわけではありません。病状や、急性期など、ある期間は薬が必要なこともあるからです。

頭痛も胃痛も、熱や腫れ、また下痢などの症状も、身体の免疫システムが持つ治癒反応から現れていると理解して、すぐに薬で抑え、薬だけに頼っていては、体調も病気もよくならないことに気づいてほしいのです。

あなたのカゼが長引く理由

免疫といえば、すぐに思い浮かぶのがカゼでしょう。最近、一ヵ月に二度もカゼをひいた、一度カゼをひくとなかなか治らない、すぐに人のカゼがうつってしまうと感じている方は、ここから読んでみてください。

そもそもカゼは、はしかやおたふくカゼと同じウイルス感染です。でも、はしかやおたふくカゼに一度かかると二度とかからないのに、なぜカゼだけは何度もひき、何度もうつされるのでしょうか。

抗原抗体反応がウイルスと闘う

これには免疫の作用の一つである、白血球の抗原抗体反応が関係します。

ウイルスなど小さな異物が体に侵入するとマクロファージからリンパ球のT細胞とB細胞に、異物を抗原と認識し、抗原と闘う抗体に指令が出されます。

この作った抗体で抗原と闘う身体の防衛システムが抗原抗体反応です。

こうして闘うことで、抗原の記憶はリンパ球に残ります。はしかやおたふくカゼでこの抗原抗体反応が起きたときには、はしかやおたふくカゼのそれぞれのウイルスの型がリンパ球に記憶されます。そのため、再び同じ型のウイルスが入ってきたとしても、記憶に従って直ちに大量の抗体が作られて、二度目はかかりません。ちなみに、人為的にこうした抗体を作ったものが、おたふくカゼや、はしかのワクチンです。

カゼのウイルスでも、一応はこの反応が起こります。ところがカゼのウイルスには膨大な種類があり、そればかりかカゼのウイルスは遺伝子が小さいために変異を起こしやすい性質もあります。これを「抗原変異」といい、ウイルスが抗原変異を起こして、型が異なったウイルスに変身してしまうと、以前に記憶した抗原とは違うものであると認識されるので、ウイルスと闘うことができません。また、抗原変異により感染力まで強くなり、だから私たちは何度もカゼをひき、人からカゼをうつされるわけです。

しかし、カゼに免疫力が通用しないといっているわけではありません。かかったときのその人の免疫力次第でカゼをひく回数や、治りの早さは違ってくるのです。

頻繁にカゼをひく状態やカゼの治りが悪い状態は、食生活が乱れたり、睡眠不足だったり、休みがとれないなどストレスが原因で交感神経緊張状態になっているときです。交感神経が緊張して顆粒球が増えたことでリンパ球が減り、リンパ球が減って免疫力が低下したことでカゼのウイルスに感染しやすくなって、治ったと思ったらまたカゼをひくことになります。

漫然とカゼをひき続けるのでは、免疫力が低下したまま生活していることに。長く続くといつかはカゼだけではすまなくなり、カゼが万病の元になります。

治癒反応を邪魔するカゼ薬

カゼを何度もひく、長くカゼが治らない要因には人為的な要因もあるのです。

カゼのウイルスと闘うのは白血球のリンパ球で、リンパ球はウイルスを選別することから始めますが、熱が出る前のカゼの潜伏期間というのが、リンパ球がウイルスを選別している期間なのです。選別を終えたらリンパ球はウイルスを抗原と認識し、ウイルスの活動を邪魔する抗体を作って捕まえるわけですが、この捕まえている証が、発熱、鼻水、のどの炎症、倦怠感、頭痛、腹痛などのカゼの症状です。

どれも本人にとってはつらい症状なのですが、これは副交感神経の行う治癒反応で、免疫としての反応なので、これらの症状なくしてはカゼのウイルスには勝てません。

例えばカゼの熱の場合、リンパ球が最も力を発揮できる温度があり、体温が三八〜三九度くらいのときが活躍できる温度で、三六度程度の平熱ではリンパ球はウイルスとベストな状態で闘えないのです。感染したウイルスと闘うために、高熱が出ることが不可欠だとわかるでしょう。

カゼの初期に、ゾクゾクッと寒気がしますよね。あのゾクゾクッから始まる、カゼかな……の瞬間は、リンパ球がベストな状態でウイルスと闘うための「いかん、いかん、もっと温度を上げなければ！」という最初の欲求で、いわゆる武者震いなのです。その証拠に、熱が上がり切ると寒気は消えて、リンパ球がウイルスと闘った後には汗が出て、体の熱を下げていきます。そして、カゼは治っていくのです。

想像してみてください。そうなると、先回りをして、せっかく出た熱を解熱剤で一気に下げてしまうのは治癒を妨げる行為になり、免疫力を下げていることになります。免疫力の低下がカゼの治りを遅らせ、新たなカゼにかかりやすい体を作ってしまうのです。

また、熱だけでなく、鼻水やセキ、倦怠感などのカゼの症状も免疫の治癒反応なので、そもそもカゼ薬で抑えなければいけないものではありません。

もちろん、小児や高齢者の高熱による体力の消耗や酸素不足によるけいれんなどの心配もあり、カゼで解熱剤を用いるケースもあります。その場合でも一気に下げるのではなく、解熱剤で体温を一度下げる程度にし、薬でカゼの症状の二～三割を改善することを目的とすべきで、あとは安静にすれば快方に向かいます。

カゼを長引かせたくないなら、身体を温かくし睡眠をとって安静にすることです。そうすることで副交感神経が優位になり、リンパ球が活性化すれば、免疫が正しく働いてちゃんとカゼを治してくれます。

カゼの発熱は治癒に必要な反応
OK「熱が上がるのをジャマしない」
カゼウィルス
リンパ球
38〜39度
十分に闘える環境。あとは安静にしていれば治りが早い。
NG「解熱剤を飲んで熱を下げてしまった」
カゼウィルス
リンパ球
35〜36度
十分にカゼウイルスをやっつけられなかったため、治りが遅い。

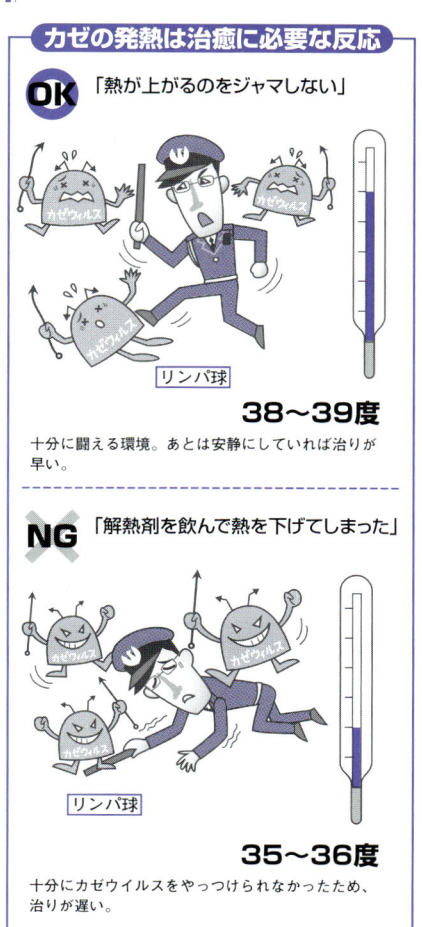

病気が忍び寄ってきたサインを見逃すな！

自分の免疫力がどれくらいかを知る方法の一つに体温があります。

長時間労働や睡眠不足の無理が続き、いよいよ限界という一歩手前には交感神経が緊張し、血流障害に加え白血球に顆粒球が増えます。そうなると、体温も低下します。三六・五度〜三七度くらいだと免疫力は旺盛で、平熱が三五度台の低体温が続くときは免疫力が低下しかけていて、病気が忍び寄ってきたサインとして意識する必要があるでしょう。ちなみにガン細胞が最も繁殖しやすい体温が三五度だといわれます。

また、免疫力が低下してくると、頭痛や肩こり、腰痛、カゼをひきやすい、疲れやすい、肌荒れなど全身にあらゆる不調が起きます。なかでも、免疫が低下したわかりやすい体調のシグナルが歯周炎（歯槽膿漏）や歯周病です。

無理をして交感神経が緊張すると白血球に顆粒球が増えますが、顆粒球はその後に活性酸素を放出して死んでいきます。そんな顆粒球増多に拍車がかかると、組織破壊が起きて炎症がおき、一方では交感神経の緊張が血管を収縮させて血流障害が起きます。

疲れや寝不足がたまると歯が浮くのも、口の中でこの血流障害が始まるからですが、歯周病はそんな歯が浮く状態よりもさらに進行した疲れの極限なのです。交感神経がさらに緊張し口の中の常在菌が炎症を起こし、激しい血流障害を起こして歯に栄養が送れなくなります。その結果、歯茎の組織破壊が起き、溝ができて歯がグラグラになってしまい、歯茎から膿も出るようになります。

こうなったらまず、長時間労働や夜更かしを改めると、歯は浮かなくなって、頭痛や肩こりや腰痛も起きなくなります。一ヵ月間ほど睡眠と長時間労働を見直すだけで、歯茎がしっかりして改善も期待できるでしょう。

とりわけ、忙しいビジネスマンが歯周病を発症したときは、日ごろの無理がそろそろ限界にきていることに気づくべきです。気づかないままでは、たとえ治療で歯周病が治ったとしても、いつかは体が破綻をきたすことになります。

雨の日や季節の変わり目に体調をくずす人

雨の日や季節の変わり目に、決まって体調が優れないと感じる人も多いでしょう。このように季節や天気で体調が変わるのは、自律神経と白血球の免疫システムが常に気圧の変化に影響されていることを示しています。実は、私が共同研究者らとともに、『自律神経の白血球支配の法則』を発見したのも、病気の発症状態から晴れの高気圧だと顆粒球が増え、雨の低気圧だとリンパ球が増えるという身体現象を得たことがきっかけでした。

雨の日はリラックスが進行

雨の日から見ていくと、雨のときには低気圧に支配されて酸素が少ないので、体内に入る酸素の量も当然減ります。酸素の量が減ると、自律神経の休息をつかさどる副交感神経が優位になりリラックスします、リラックスが進むと副交感神経がコントロールするリンパ球も増えるのです。

こうしてリンパ球が過剰になれば、治癒反応としての痛みやこり、倦怠感などの不快症状も出ることになり、病気でないのはわかっていても、なんとなくけだるく、体調がすぐれないわけです。また治癒反応としてアトピー性皮膚炎の人はかゆみが悪化し、耳鳴りやめまいも出やすくなります。

このように、雨の日は低気圧によって副交感神経が優位になりすぎて、気分や体調も優れないのだと理解すれば、体調不良に対する漠然とした不安も軽減して、受け止め方も違ってきます。雨の日にじっとしていると、体調はますます優れません。雨の日の室内では積極的に身体を動かし、照明をつけて部屋を明るくするなど、交感神経が優位になるよう、トーンダウンした体調を中庸状態に移行していきましょう。

季節の変り目は自律神経が大揺れ

次に季節の変わり目ですが、私たち日本人は、季節ごとの気圧や気温の変化に上手に対応しながら生きてきました。衣替えをし、室温の調節をし、旬の食べ物を楽しむなど四季のある国ならではの季節ごとの対応を知っているわけです。そんな日本人の体の中では、自律神経が絶えず変動して、黙っていても季節ごとの気温や気圧の変化に体が順応するようになっています。ちなみに、常夏のハワイの人は一年中熱帯低気圧圏内にいるため、副交感神経が優位ののんびりムードで、季節による自律神経の変動がほとんど起きません。観光客にとっても、ハワイの気候は一様にリラックスさせる自律神経モードを作ります。

もともと自律神経は交感神経と副交感神経のどちらか一方に大きく傾かず、揺れ動きながらバランスをとっているので、偏りを防ぐためのいくつかのリズムがあります。一つが、働いている昼間は交感神経が優位に傾き、休息の夜は副交感神経が優位に傾く「日内リズム」です。この日内リズムのおかげで、私たちは朝になると目が覚めて夜になると眠くなるわけです。実は副交感神経が優位で起きるゼンソクの発症が夜中や明け方にかけて起き、リウマチの人の関節が痛む時間帯が明け方に集中するのも日内リズムが関係します。寝ている間に増加したリンパ球が副交感神経の治癒反応を起こすから、夜中から明け方の時間帯に集中します。

そして四季の気圧や気温の変化に対応するのが自律神経の「年内リズム」で、これが本題の、春先や秋口など、季節の変わり目の不調に影響します。

年内リズムの基本は、夏はリラックスする副交感神経が優位で暑さをかわし、冬は寒さに備えるために交感神経が優位になります。こうして季節ごとに緊張とリラックスを切り替えます。春と秋はその中間で、春は冬の交感神経優位から夏の副交感神経優位に移るプロセス、秋は夏の副交感神経優位から冬の交感神経優位に移るプロセスです。季節が変わるプロセスでは、ストレスがかかったときと同じように自律神経の揺さぶりが起きるわけです。

そうした揺さぶりは健康な人ほど少なく体調面への影響も小さいのですが、もともと自律神経のバランスがくずれている人は揺れが大きくなります。過度に揺さぶられる分だけ体調が不安定になり、気分もすぐれません。自律神経のバランスがくずれやすい季節の変わり目は、なおのこと体調管理が必要です。

人生の節目に病気にかかりやすいのは？

人生にはいくつかの節目があり、そのつど私たちの生き方が微妙に変化するものです。

進学や就職、結婚や出産、会社での昇進や子どもの独立、家を新築するなど、そういう節目節目のときには、肉体的にも精神的にもいつになく無理をすることになります。

人生の節目となる年齢では、転機を迎えて無理することに加え、仕事や家庭で責任のある立場に立たされることからストレスも増えるので、自律神経のレベルが交感神経優位に大きく傾くことが多くなります。交感神経が優位になると顆粒球が増えるわけで、そのために免疫力を発揮するリンパ球は減ります。

さらには、白血球を構成するリンパ球と顆粒球の比率は、子どものときはリンパ球が多く、一五から二〇歳を境に逆転して年齢が進むにつれてリンパ球が

加齢による白血球変化

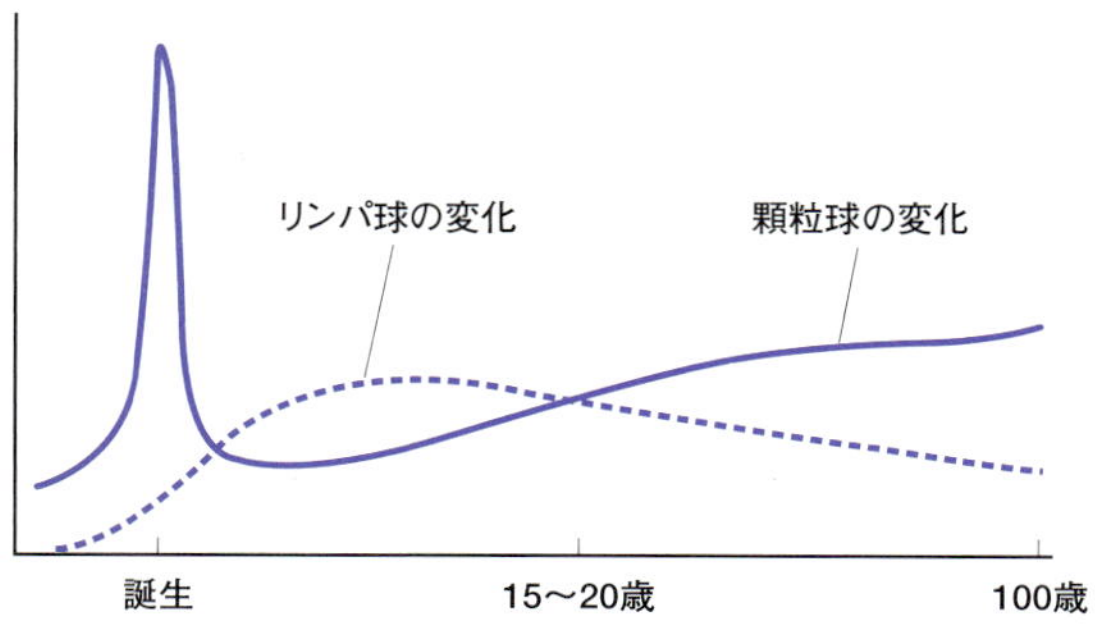

減少します。当然人生の節目を迎える年齢になったときは、リンパ球の減少も進んでいるので、免疫力の低下に追い討ちがかかるわけです。

また日本に伝わる厄年《やくどし》（男性では二五歳、四二歳、六一歳　女性では一九歳、三三歳、三十七歳）なども、まさに人生の転機の年齢であり、一五～二〇歳以降にリンパ球の減少が進行し始める年齢とも重なります。

リンパ球の適正値は三五～四〇%

簡単なことですが、自分で人生の節目にさしかかっていると思えるときこそ、それまで続けてきた生活を見直すべきです。そのままのペースで無理を続けていけば確実に体調は崩れます。睡眠や休養を十分にとり、食生活にも気を配るように生活をすれば、交感神経緊張状態が副交感神経優位のほうに変わっていくので、大きく体調を崩すことが避けられます。また、環境の変化で感じるストレスにも強くなれるでしょう。

ここで、実際にリンパ球の比率がどのくらいのときに病気を避けられるのかについてお話ししましょう。

私は、現在の体調とリンパ球の割合を知るために、『自律神経の白血球支配の法則』の共同研究者の、福田稔先生（新潟県、福田医院院長）とともに、一万人の人を対象に、健康状態と白血球に占めるリンパ球の比率の調査をしたことがあります。

調査の結果は、健康診断で異常が見つからなかった人でとくに不快症状もない人のリンパ球の比率は三五～四〇％でした。なんらかの不快症状を抱えている人のリンパ球の比率は三五％以下、また病気を抱えている人のリンパ球の比率は三〇％以下でした。

一般的に病院で基準とされている白血球の比率では、白血球内のリンパ球の割合が一八～五〇％が健康で病気にかからないとされていますが、調査によって、実際はすでにガンにかかっている人でもリンパ球が一八％くらいあることもわかったのです。

この調査の結果から、リンパ球の比率が三五～四〇％が免疫力で病気を撃退できる安全圏だと考えました。

とりわけ、人生の転機を迎えていたり、厄年にあたっている人は、今の自分が果たして免疫力で病気を撃退できる安全圏にいるのかを、数値から客観的に調べてみるのもよさそうです。

なお、健康診断や、通常の病院の診察で白血球の比率を出すところもあります。「血液検査の白血球分画《ぶんかく》をしてください」と希望すれば、原則、保険適用で検査が受けられます。病気の急性期だけは避けるようにし、白血球の分画検査を受けてみてはいかがでしょう。

年をとっても免疫力は衰えない

肌の老化を遅らせる化粧品や、筋肉、関節の老化に対応した歩きやすい靴の開発など、抗加齢（アンチエイジング）へのさまざまな試みがされているようですが、老化によって免疫力も一部が低下します。

全身には免疫細胞を作る組織がいくつかあり、老化による免疫力低下のメカニズムは、加齢とともに免疫細胞を作る繊維の胸腺（胸骨の後ろ側にある内分泌腺）が縮まって、骨髄が働かなくなることから始まります。胸腺が縮まることで骨髄で作られるリンパ球のT細胞とB細胞が少しずつ減り、働きが低下するために免疫力が抑制されるのです。

でもこうしたリンパ球のT細胞とB細胞の免疫は、胸腺だけではありません。脾臓《ひぞう》やリンパ節でも作られ、これらはすべて、水中生物から陸上生物になって獲得した新しいタイプの免疫のシステムです。

新しい免疫から古い免疫へバトンタッチ

ところが、リンパ球の免疫には別に古い免疫システムもあるわけです。

それが、主に腸管や、肝臓、耳下腺《じかせん》、顎下腺《がっかせん》などの組織で作られる、ＮＫ細胞や胸腺外分化《きょうせんがいぶんか》Ｔ細胞の免疫の働きです。こちらは水中生物だった頃からある古くからのリンパ球の働きで、加齢によって低下する胸腺などの影響を直接受けません。むしろ加齢とともに活性化するといってもいいのが、古いリンパ球の特性です。

二〇歳くらいを境にＴ細胞とＢ細胞がかかわる新しいほうのリンパ球が加齢とともに減り始めると同時に、古いほうのリンパ球のＮＫ細胞と胸腺外分化Ｔ細胞が増えてバトンタッチが始まります。だから、老化で免疫力が低下するのは免疫システムの一部であり、年をとったからといって目に見えて免疫力が低下するというわけではありません。

新しいタイプのリンパ球は外からの抗原に対して反応しますが、古いタイプのリンパ球は外からの抗原がなくても、自分の中に生じた異常な細胞を殺したり、老廃物を廃棄することができます。加齢とともに体に作られるのがガン細胞で、体にたまるのが老廃物です。つまりそうした加齢現象に対応できるように、古い免疫システムにシフトするようになっているのです。

このように、年をとっても古い免疫システムが体を守ってくれるので、おおむね安心ですが、古い免疫システムに正しく働いてもらうためにも、繰り返し述べてきた免疫力を下げる最大の原因である過労や悩みすぎを避けなければなりません。薬の長期使用や間違った医療を排除し、免疫力を上げる食べ物をとり入れることが必要になります。

ところで、リウマチなどの膠原病も老化と似た反応で、ストレスやウイルスで交感神経が緊張することで新しいタイプのリンパ球が働きにくくなり、それに代わって現れた古いタイプのリンパ球が自分の中の異常細胞を排除しようとして起きます。だからこそ膠原病は老人に多い病気なのですが、最近は若い人にもシェーングレン症候群やリウマチなどの膠原病が増えています。これは老化が早まった現象の一つとして捉えることができます。

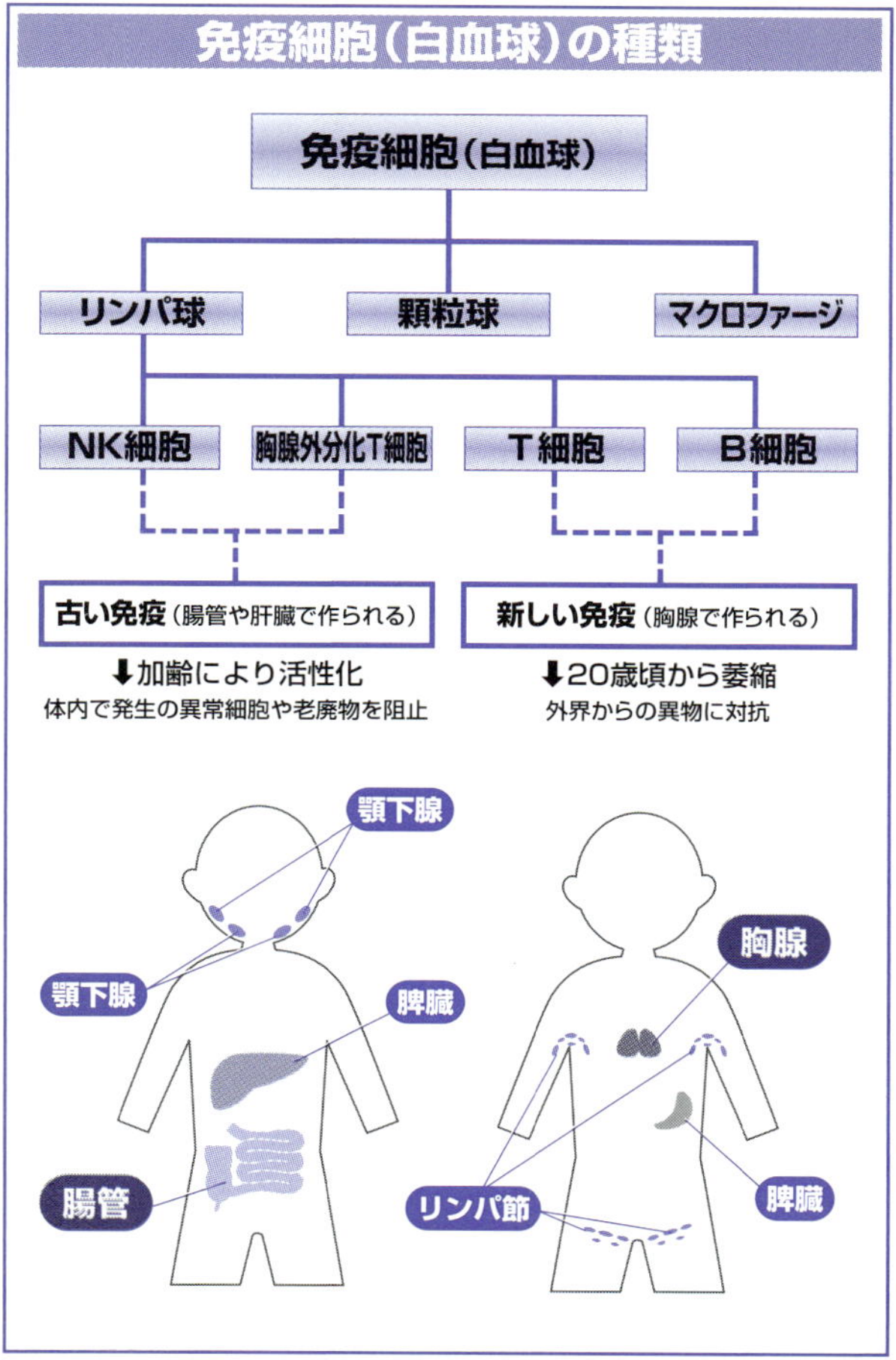
免疫細胞（白血球）の種類
免疫細胞（白血球）
リンパ球
顆粒球
マクロファージ
NK細胞
胸腺外分化T細胞
T細胞
B細胞
古い免疫（腸管や肝臓で作られる）
⬇加齢により活性化
体内で発生の異常細胞や老廃物を阻止
新しい免疫（胸腺で作られる）
⬇20歳頃から萎縮
外界からの異物に対抗
顎下腺
顎下腺
脾臓
腸管
胸腺
リンパ節
脾臓

メタボリックシンドロームという体調

最近、何かと話題のメタボリックシンドローム。内臓脂肪の蓄積した肥満に加え、高い血圧、高い血糖値、高いコレステロール（または中性脂肪値）の一つがあるとメタボリック予備軍で、二つ以上あるとメタボリックシンドロームになります。予備軍を含めると中年男性の二人に一人が該当し、メタボリックシンドロームを抱えていると動脈硬化が進行し、心筋梗塞や脳卒中のリスクが高くなります。

胴周りを太くする犯人は？

ちなみにウエスト周りが男性で八五cm以上（女性で九〇cm以上）だと、内臓脂肪の蓄積が疑われメタボリックシンドロームの危険性があるとされますが、身長の高低差などもあるので、一概にウエストサイズだけを基準にするのは問

メタボリックシンドロームの診断基準

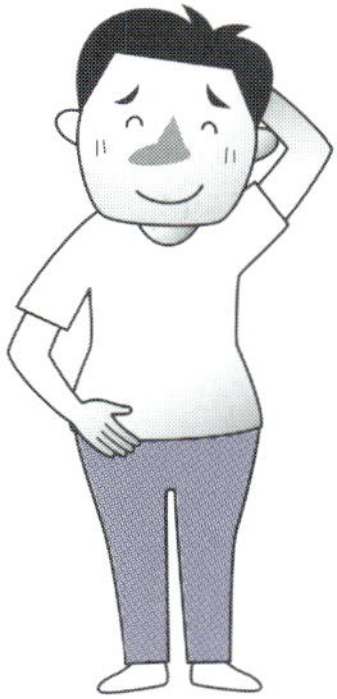

①ウエスト周計	男性85cm以上
	女性90cm以上
②空腹時血糖値	110mg/dℓ以上
③中性脂肪値	150mg/dℓ以上
またはHDLコレステロール値	150mg/dℓ未満
④最大血圧値　130mm、最小血圧値　85mm以下	

★①に加え、②③④のうち２つ以上が当てはまるとメタボリックシンドローム。

題でしょう。それにしてもです。ここへきてなぜ、立派な胴回りの人たちが急に増えたのでしょう。

原因のトップは生活習慣によるものですが、私は、なかでも働きすぎのストレスがあり、そのストレス解消で過食になって肥満したと考えます。しかも毎日忙しく働く人は、肥満を解消するための運動の時間もとれません。

働きすぎの長時間労働が原因の交感神経緊張が、血糖値や血圧値、コレステロール値を高くし、一方でそうした交感神経の緊張を和らげるためについ食べ過ぎてしまうわけです。

なにしろ食べることは最も手っ取り早いリラックス法で、副交感神経が優位になり、交感神経の緊張がとれるわけですから、忙しく無理をしている人ほど過食に走り、内臓脂肪の蓄積と体重増加が始まります。

また、忙しい生活の中では体調をくずしても、安静にして回復を待つ時間がないので、「薬に頼る」パターンにもはまってしまいます。中高年男性に多いのが「胃薬」にはまるケースです。胃薬は抗ヒスタミン剤が主な成分で、血流障害を起こしてかゆみや腫れを取り除く作用があります。副交感神経を遮断して分泌現象である胃酸の分泌を抑制して、空腹時の胃の痛みなどをとるわけです。

胃が痛くなるたびに胃薬を飲んでいると、副交感神経の働きがたびたび抑制されて、交感神経の緊張状態をさらに招きます。さらに危険なのは、胃薬による血流障害が胃の中にピロリ菌を増やし、そのピロリ菌がストレスで増えた顆粒球と反応して炎症を起こし、逆にびらん性の胃炎や萎縮性の胃炎が起きやすくなることです。

ともあれ、メタボリックシンドロームに該当する立派な胴回りの人は、そこに至った原因がどこにあるかをよくよく考えなければなりません。

第2章

体質も変わる免疫の知恵

アレルギー体質は、本当は長生き体質

長寿の県といえば沖縄県ですが、私は共同研究者とともに、沖縄の一〇〇歳以上の（一〇〇歳〜一〇六歳）のお年寄り六〇人を対象にした健康調査を行いました。さすがに長寿自慢だけに、対象者の中には過去二〇年、薬を飲むほどの病気にかかっていない人が大勢いらして、うらやましい限りです。

注目すべきは、そのお年寄りたちに共通している子どもの頃の健康状態で、就学前まではよく熱を出す、ひ弱な子どもだったようです。

親ごさんから「熱を出したお前をおぶって、しょっちゅう近所の医者に駆け込んだものだ」と、聞かされてきたお年寄りが何人もいたのです。また揃って、大人になってからはほとんど薬の世話になっていません。

この不思議議には、白血球を構成するリンパ球と顆粒球の比率が年齢とともに変化することに答があります。

沖縄だけでなく全国共通で、子どものときは誰もが顆粒球よりリンパ球が多く、一五〜二〇歳を境に逆転し顆粒球が増えます。

リンパ球が多い子ども時代は誰もが免疫力が高いわけです。そして、なかにはとりわけリンパ球が多い子どもがいて、カゼのウイルスに過剰反応してよく熱を出したり、おなかを壊すことになります。

ですから、熱をよく出して親の手を焼かせる子どもは、他の子どもに比べてリンパ球が多い体質です。それが年齢が上がるにつれリンパ球が減ることになれば、リンパ球過剰状態は少しずつ修正されていきます。修正されてもなお他の人よりは多いので、大人になったときはリンパ球の働きが活かされて免疫力が高い状態に落ち着きます。

そうなれば、生活習慣病やガンなどの病気にかかりにくくなり、沖縄のお年寄りのように薬の世話になることが少なく、ひいては長生きの世界も展開されるわけです。昔から言われる「弱い子ほど、大人になると丈夫になる」も、正しい解釈なのです。

大人になれば体質が変わる

病気の七、八割は顆粒球が多いとかかるのですが、残りの二、三割はリンパ球が多いための過剰反応で起きる病気もあります。アトピー性皮膚炎、アレルギー性鼻炎、ゼンソクなどのアレルギー疾患がそれです。うつ病も、リンパ球の過剰反応で起きる病気です。

先の沖縄のお年寄りもリンパ球が多いため、副交感神経の過剰反応で子どものときによく熱を出し、お腹を壊しやすかったわけですが、アレルギー疾患にはなりませんでした。これはどうしてでしょう。

考えてみれば、今日のように、アレルギー疾患の子どもが増えたのは、生活が豊かになったために飽食や運動不足、甘やかしや過保護でリンパ球が過剰の子どもが増えたためと考えられます。つまり、子どもの頃に甘やかされることなく、飽食という環境でもなかった沖縄のお年寄りは一時期の免疫過剰体質だけで、アレルギー体質にはなり得なかったわけです。

逆に言えば、現代のアトピー性皮膚炎やゼンソクの子どもについてもこんなことが言えそうです。

湿疹のかゆみや皮膚に苦しい症状が出て今はたしかにつらいけど、リンパ球過剰ゆえに大人になったら丈夫になる可能性が高く、将来的には沖縄のお年寄りのように長寿の楽しみまであるわけです。アレルギー体質ということは、長生き体質も意味しています。慰めでも何でもなく実際、そうなのです。

しかも、リンパ球過剰は本来、成長とともに修正されていくので、過保護を見直し、なるべく昔のように子どもが本来あるべき姿の育て方をすれば、アレルギー反応も大人になるにつれて抑制されていくものです。

ただ、治療に使われるステロイド剤の長期使用や大量使用によってリンパ球過剰だった体質が顆粒球過剰体質に変わってしまえば、大人になって治るはずだったものが難治化をたどります。本来ならアトピー性皮膚炎などは年齢が上がるにつれてだんだんと治っていくべきなのに、二〇代、三〇代のアトピー患者が減らない現象が増えています。残念ながら、せっかくの長生き体質も薬の長期使用によって奪われてしまう心配があるのです。

糖尿病にかかりやすいのは頑張り屋さん

グレーゾーンの糖尿病まで加えると、糖尿病の患者数は六〇〇万人以上といわれます。糖尿病で血糖値が上がると、ブドウ糖がエネルギー源として利用されなくなり、そのまま血糖値上昇を放置しておくと、網膜症や神経障害、心筋梗塞や脳梗塞の合併症を引き起こすから怖いわけです。

糖尿病は遺伝的要素が強く、また肥満や食べすぎだから起きる病気とみなされます。しかし実際、糖尿病になっている人の多くは親が糖尿病ではなく、肥満や食べすぎている傾向がないのに糖尿病になった人も少なくありません。

交感神経の緊張がインスリン分泌を抑制

原因は他のところにあって、やはり、糖尿病も働きすぎやストレスから始まっていて、頑張った結果起きると考えれば理解できます。

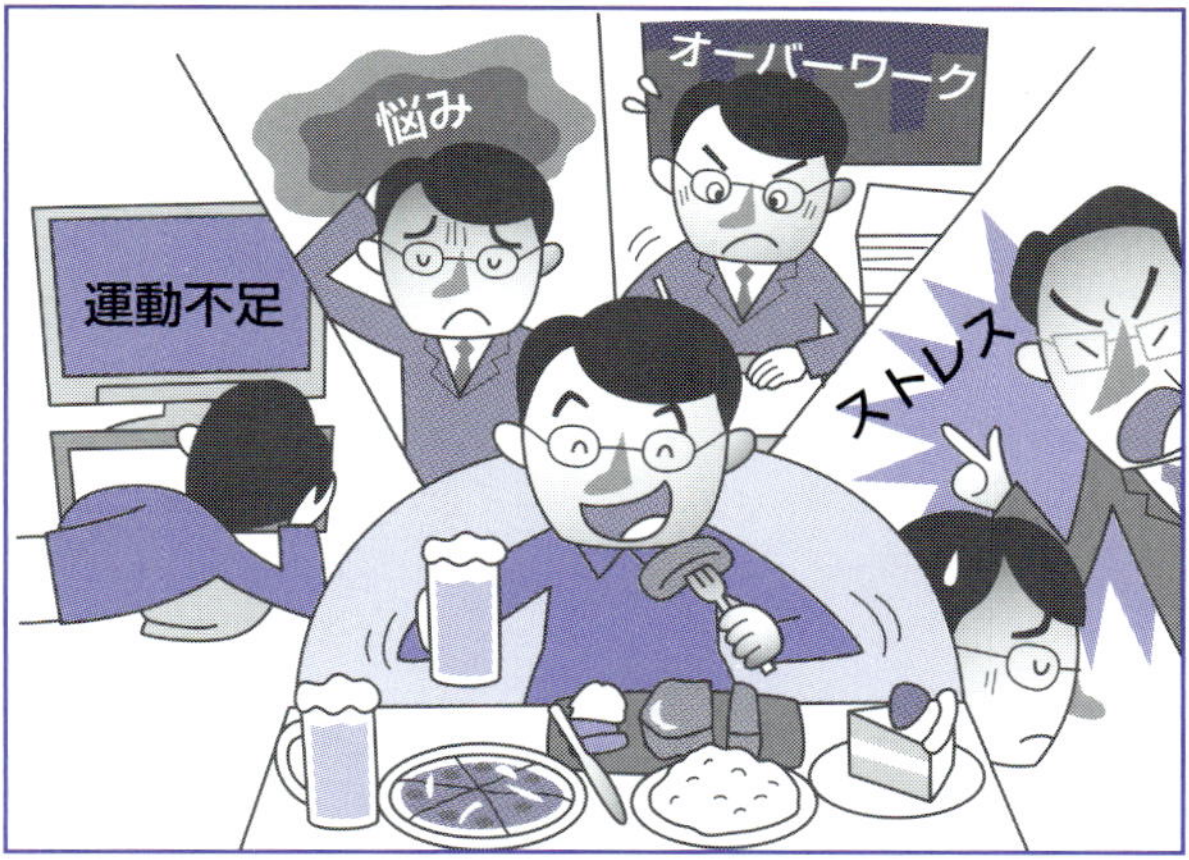

まず、なぜ頑張った結果、血糖値が上がるのかを知る必要がありそうです。

私たちは食事をとると副交感神経が優位になり、膵臓《すいぞう》からホルモンのインスリンが分泌されます。ところが頑張って働きすぎて交感神経が緊張すると、食事をしても副交感神経への切替えがうまくできなくなり、そのために膵臓からホルモンのインスリンが分泌されなくなるのです。インスリンが分泌されなくなると、食べ物から体に取り入れられた栄養素が血液から細胞に運ばれなくなり、そのせいで血中のブドウ糖の濃度である血糖値が上がってしまいます。

ほかにも、心身に無理をすると出る交感神経刺激物質のアドレナリンやノルアドレナリンにも血糖上昇作用があるのです。

そもそも糖尿病は肥満体型の人に多いことからも、糖尿病になる人は怠惰な人というイメージを持たれがちです。しかし案外、糖尿病の人は人の見えないところで努力する頑張り屋さんが多く、頑張るゆえに日々のストレスから暴飲暴食に走っているわけです。さらにはストレスから甘いものが欲しくなって過食に走る生活パターンになり、糖尿病に至っていることも考えられるのです。

現在、糖尿病と診断されている人の大半が、頑張ったことに端を発している――。ですから、糖尿病になる体質があるとすれば、頑張りすぎがその体質を作っているといえるでしょう。

高血圧や心臓病も遺伝より働きすぎ

そんな頑張りすぎて糖尿病になった人に対しても、また肥満ではない糖尿病の人に対しても一律に、食事制限や栄養指導、インスリンの分泌を促す経口の糖尿病薬が治療として用いられます。

しかし、食事制限や薬によって一時的に血糖値が下がっても、もともとの交感神経の緊張が改善していなければ再び血糖値が上昇します。

食事や間食での明らかなカロリーオーバーは改めるべきでしょうが、栄養指導が厳しすぎることや、極端な食事制限により空腹感を我慢して過ごすことはさらなる交感神経の緊張を呼ぶことになり、逆効果になりかねません。

それよりも、我慢をして無理をしてきた仕事や生活スタイルに思いをはせ、ストレスを軽減させることが先決です。入浴や体操で血行をよくするなどして交感神経の緊張をゆるめる方法が、糖尿病を進行させない秘訣でしょう。

糖尿病だけでなく、高血圧や心臓病、またケロイド体質も、例えば「親が血圧が高かったから」など遺伝性が強いととらえられていますが、遺伝よりもやはり本人の頑張りすぎからスタートした病気と理解できるので、考え方や薬とのつき合い方など対処法も同様です。

ニキビがよく出るのも体質？

いくら清潔にしていてもニキビが出やすい、大人になってもニキビが出たりひっこんだりを繰り返しているのは、生まれつきの肌質と考えがちですが、そうではありません。

ニキビや吹き出物が増えるのは、皮膚に血液循環の障害が起きたり、もともと体に持っていた常在菌である化膿性の細菌に感染したときで、その発生には白血球の中での顆粒球増加に原因があります。その点でもニキビや吹き出物は、リンパ球増加による副交感神経の過剰反応で起きるアトピー性皮膚炎とは異なります。

顆粒球の増加は、無理をしたり悩み事があって交感神経が優位になって起きるわけですから、もっと簡単にいうと、免疫システムが正しく働かなくなったときに、ニキビや吹き出物がやたら出るようになると理解してもいいのです。

そもそも思春期にニキビが多いのも、悩み事が多く、精神的に不安定な年代だからです。もともと年齢的に皮膚の新陳代謝が活発な時期に、精神の不安定さが重なることで、ニキビが花盛りになるのです。

リラックス下手と洗いすぎが原因

だから思春期を過ぎて大人になってもニキビや吹出物を繰り返している人は、リラックスするのが苦手な可能性があります。

リラックス下手ゆえに、交感神経の緊張をゆるめる機会が少ないわけです。アレルギー疾患から逃れるためにはリラックスはほどほどにして活力のある生き方が必要になりますが、ニキビや吹き出物から逃れるためにはもっとリラックスする生き方が必要です。

ニキビや吹き出物が絶えない人、ここへ来てニキビ体質になったと感じている人は、気持ちの上でひっかかっている事や、悩み事があれば、その解決を最優先に考えるべきなのです。

その上で、好きな音楽を聴くこと、好きな香りをかぐアロマテラピー、マッサージを受けるなど、交感神経の緊張を取り除く自分なりのリラックス法をうまく日常生活に取り入れていくべきです。

忙しくても、お風呂をシャワーですませるのはやめて、湯船にゆっくり浸かり、体を温めてリラックスするのも効果的です。シャワーでの入浴習慣は、お湯に浸かる入浴に比べて深部体温の上昇がなく、免疫力の活性化が期待できません。入浴には、体温を上げたり、リラックスしたりするメリットが期待できます。

ちなみに、温泉に行ってくると見違えるほど肌がツルツルになりますよね。あれは泉質による肌効果もあるでしょうが、温泉でリラックスすることが吹き出物などの予防に役立っているからだと思われます。

もう一点、ニキビ対策として洗顔や肌を清潔にすることは大切ですが、意外なことに洗顔のし過ぎが治癒を遅らせていることに気づくべきです。

全身の皮膚の中でも常にむき出しになっている顔の皮膚は、それだけ外界の

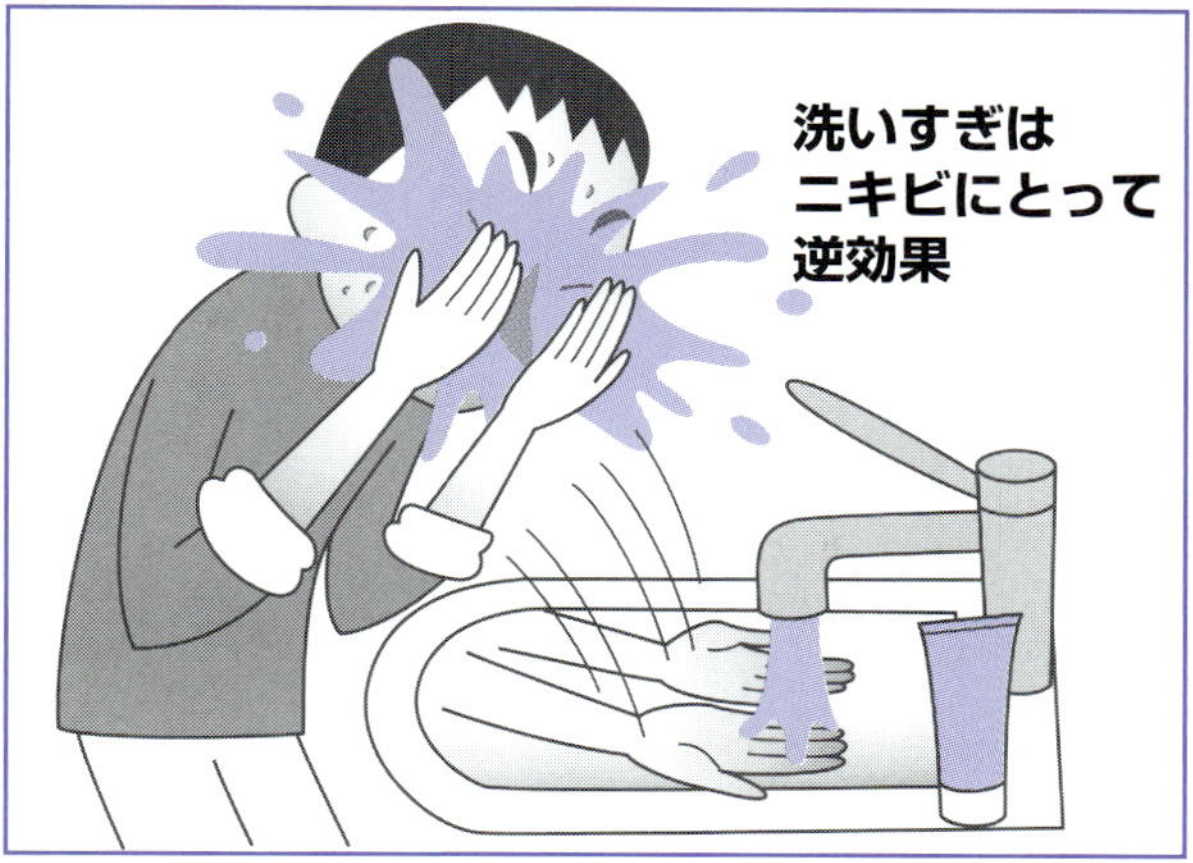

ストレスにさらされています。だから顔の皮膚には、外敵の侵入を阻止するために皮膚をコートする角質層があり、角質層に外敵の侵入から肌を守る皮脂やセラミドなどバリア成分が多いわけです。

そうなると、一日に五、六回は顔を洗うなど洗顔をしすぎたり、汗をかくたびにテカリを気にして脂取り紙で何度も顔を拭くような行為は、問題があります。皮脂やセラミドの成分も取り去ってバリア機能を低下させていることになり、ニキビの人にはなおのことよくありません。

冷え症は病気を作る名人

東洋医学では冷えは元凶ですが、免疫学でも同じように、体の冷えを改善せずに免疫力が上がる可能性はありません。

人間の本来の生理では、冬になったら体を温め、夏は冷やせばいいのですが、現代人は、戸棚代わりの冷蔵庫に冷たい飲み物、エアコン、寒い季節の薄着など一年中体を冷やし、私たちの体はこれ以上冷やせない状況にきています。

今や、女性のみならず、男性や小さな子どもにも冷え症が発生する時代。生活スタイルがもたらす慢性的な冷えが全身の病気の引き金になっているのです。

冷えたままでは病気は治らない

入浴などで体が温まると血管が拡張し、自律神経の副交感神経が優位になりますが、逆にエアコンで体を冷やすと血管が収縮して交感神経が優位になります。冷え症は、この交感神経に大きく傾いて、血行不良が常時起きていて、しかも交感神経の緊張が改善されないまま続いている状態です。それが、糖尿病、高血圧、心疾患、膠原病などあらゆる病気の発症原因になります。いわば、冷えは病気を作る名人なのです。

しかも、体温が下がりすぎると、リンパ球と顆粒球の数が正常の範囲を越えて、生命維持に必要な免疫力が下がります。また病気を発症した場合の治癒も妨げられます。夏場にエアコンでさんざん冷やした体では、冬場になってカゼをひきやすく、治りも悪くなります。

そして、体が冷えたときには、肩や腰の痛みやしびれ、女性の生理不順、あかぎれなどの炎症が起きます。ただし、これらは冷えた体を元に戻そうとして起こる副交感神経の反射で、悪者扱いにできない治癒反応です。繰り返し述べてきたように、治癒反応を薬で抑えることは免疫の低下につながるわけで、こうした冷えがもたらした炎症には体を冷やさず、積極的に体を温めれば、解消していきます。

冷たい食べ物や薬を排除

体を冷やす原因では、アイスクリームなどの冷たいデザート、冷蔵庫で冷やしたサラダ、お茶代わりの冷たいドリンクなど、季節を問わない「冷たい食品中毒」が蔓延していることが挙げられます。

こうした冷たい食べ物や飲み物の生活習慣を止めて、温かいものにしていくだけで、体温が上がり、血管が拡張して血行が改善され副交感神経優位になり、おのずと免疫力が上がります。

また、冷たいドリンクを飲む習慣を止めただけで、腸の粘膜にあるリンパ組織が冷えなくなり、加えて尿、汗、便などの分泌がよくなって新陳代謝がアップするので、美肌や肥満予防まで発揮されます。

ニキビのところでも述べましたが、お湯に浸からずシャワーだけで入浴をすませるのも体を冷やします。これに対し四一度のお風呂に一〇分間入浴すると、深部体温が三九度に上昇して血流が増加します。

先に、冷えによる炎症を薬で止めてはいけないと、お話ししましたが、ふだん服用している薬も体を冷やしている深刻な要因です。消炎鎮痛剤、ステロイド、睡眠薬、抗不安剤、血圧降下剤がそれです。これらは痛みや上がった血圧などの症状を一時的に抑えますが、どの症状も体が血流を回復しようとして起きる症状で、それを抑えれば血流障害が起き体が冷えます。

一方で、疲労すると血流障害が起きますが、それに伴い血管拡張物質の「プロスタグランジン」が出て、痛みが出たり、赤く腫れ上がったりします。これが、私たちが疲れた後に起こしていた膝痛や腰痛の正体なのです。こうした膝痛や腰痛が起きたときに内用や外用の消炎鎮痛剤を使うと、消炎鎮痛剤は血管拡張物質のプロスタグランジンを阻害し、一時的に痛みは消えても、同時に体も冷えるわけです。

消炎鎮痛剤を頻繁に使用すれば冷え症を招き、冷え症の血流障害から腰痛を繰り返すという悪循環にも陥ります。

冷え症の人は、体質だから……とあきらめないで、自分の体をもっといたわり、薬も含めた体を冷やす、すべての生活スタイルを早々に改めてください。

ガンになる人とならない人の差は?

一般的な解釈では、ガンは紫外線、タバコ、排気ガス、食品添加物、魚の焼け焦げなどの発ガン物質で発症するとされ、また、体質的な遺伝子異常がガンの原因になるという解釈もされています。

しかし、現実は発ガンした患者さんには、発ガン物質に強く依存している人はほとんど見当たらず、親や兄弟がガン患者だったという人ばかりではありません。また、これだけ社会的に禁煙が浸透し、喫煙者が減少しているのに、一方で肺ガン患者が年々増加していることはどう理解すればいいのでしょう。それはガンも他の病気と同様に、働きすぎ、悩みすぎ、薬の飲みすぎが真の原因だからです。

実際にガンの患者さんを調査してみても、発ガンに外的要因の影響が多少でも認められるものが三割、残りの七割が心身のストレスでした。

また、私の著書を読んだガンの患者さんからも電話で相談を受ける機会が多いわけですが、「最近、つらい目にあいませんでしたか？」と聞いて、否定する人はいません。「そう言えば、姑の介護が始まった」「娘が離婚して家に戻った」「職場で上司とのトラブルがあった」「事業が傾き始めこの一年は寝る間も惜しんで働いていた」などが出てきます。

ストレスが発ガンを左右

多くのガンの患者さんの声が教えるように、ストレスに長期間さらされたあとに発ガンした人が大半を占めているわけで、ストレスとガン発症のメカニズムを私は以下のように考えます。

①最初にストレスを受けると交感神経を緊張させ、顆粒球増多になり、その結果、増えた顆粒球が活性酸素を放出して組織を破壊します。

②破壊された組織では細胞の分裂・増殖を行って修復しますが、この修復が繰り返されると、細胞内で細胞増殖を調整している遺伝子が異常をきたします。

③異常をきたした遺伝子が、ガン細胞を作る指令を出す遺伝子に変化して「発ガン」します。

④それでも、発ガンの兆しであるガン化した細胞を攻撃するのが白血球のリンパ球なので、このリンパ球が正しく働いていれば本来はガンは発症しません。心身のストレスの影響で交感神経が緊張すると副交感神経の働きが抑えられてリンパ球が減って働かなくなると、ガン細胞が攻撃されず、ガンを発症させてしまうわけです。

このように、ガンを発症させるのも、ガンの発症を防ぐリンパ球の免疫システムを働かなくするのも、やはりストレスです。なのに、ストレスについてはとくに意識もせずに、発ガン物質の除去や親からの遺伝だけにこだわると、予防の点でも治癒の点でも間違いを起こすことになるでしょう。

仕事が忙しくてもガンにならない人もいる

ところで、無理して働きすぎていることもガンにかかりやすい状態といえますが、これは単に重労働だからではありません。

例えば労働時間が長くてもその内容が今後に発展性のあるものや、またやり甲斐のある職業に就いている場合は、心にハリがあって精神的な負担も少ないので多少の働きすぎであっても発ガンの可能性は低くなると考えます。

さらに屋外での肉体労働は重労働であっても、肉体疲労なので、必然的に長時間睡眠の必要性が生じます。十分な睡眠が回復につながるために免疫力の低下は招きにくく、発ガンに直結しにくいわけです。

私は学生時代に道路工事の肉体労働をしたことがあります。肉体が疲労する過酷な労働で、倒れこむように眠る毎日でしたが、その割に体調をくずさず、免疫が保たれていたのを思い出します。

ガン発病を許してしまうのは、例えば、運転資金の工面に走り回ることでの長時間労働や、職場での人間関係がよくない中での長時間労働などです。

こう考えれば、ガンにかかる、かからないは、より精神的な部分に影響されていると理解することができます。

いい人気質の落とし穴

人間は性格によって、悩み方や行動パターンに大きな違いがあります。「あの人はいい人」といわれる性格にもパターンがあり、なんでも自分で引き受けるパターン、自己主張できないパターンの二つに分かれます。

責任感も行き過ぎると病気を招く

いい人気質の典型の、なんでも自分で引き受けるタイプの看護師さんを例に見てみましょう。

看護師さんには夜勤がつきものですが、夜勤は免疫力を下げる大きなリスクが伴います。昼間は交感神経が優位になって活動し、夜は副交感神経が優位になって眠るという、自律神経の日内リズムに逆らって無理をするからです。

しかし同じように一週間に一、二度夜勤をしているにもかかわらず、病気になる看護師さんとならない看護師さんがいることを、私はしばしば医療現場で目にしてきました。誤解を恐れずにいうと、夜勤のときにベルが鳴ったら必ず病室にかけつける、そんな患者さんにとっていい看護師さんが往々にして病気になりやすいわけです。

こういう看護師さんは責任感が強く、進んで仕事を引き受け、夜勤でも、ベルに反応して病室に行くことが多くなります。真面目さ、責任感が欠落した看護師さんになることを助長しているわけではありません。看護師さんも人間です。あるところで要領よく判断して我が身を守ることをしないと、交感神経の緊張が続く日々の中で顆粒球が増える一方になり、いずれは疲れ果て、肉体が疲弊して破綻がくるでしょう。

看護師さんに限ったことではなく、何でも自分で引き受けて、頼られ好かれる人も根は同じで、体の無理から病気を招きやすいのです。そればかりか、いい人ゆえに疲労を抱えたままでは、いざという場面で力を発揮できないことも間々ありそうです。

「いい人」といわれている人ほど要注意

もう一方の、自己主張できないタイプのいい人を、専業主婦やサラリーマンを例に見ていきましょう。自己主張できない人は、夫など家族、職場の上司など周囲に不満や希望を言いません。従順な妻や、逆らわない部下は周囲にとってはいい人ですが、本人の心は常に逆らえない抑圧の世界にいて、ときにはおびえに近い感情を抱えていたりします。

そうした心の抑圧やおびえという精神状態も交感神経の緊張を招くので、顆粒球を増やして病気を起こしやすくします。これに対し、自分中心でわがままな人は心の抑圧もおびえもないわけですから、性格面だけでとらえれば、副交感神経が優位になって、リンパ球が増えた状態の病気になりにくい人といえるでしょう。

それはともかく、このように、いい人は、何でも自分で引き受けてしまう体の無理か、自己主張ができないための心の抑圧、そのどちらかで交感神経の過緊張になって病気を呼びます。

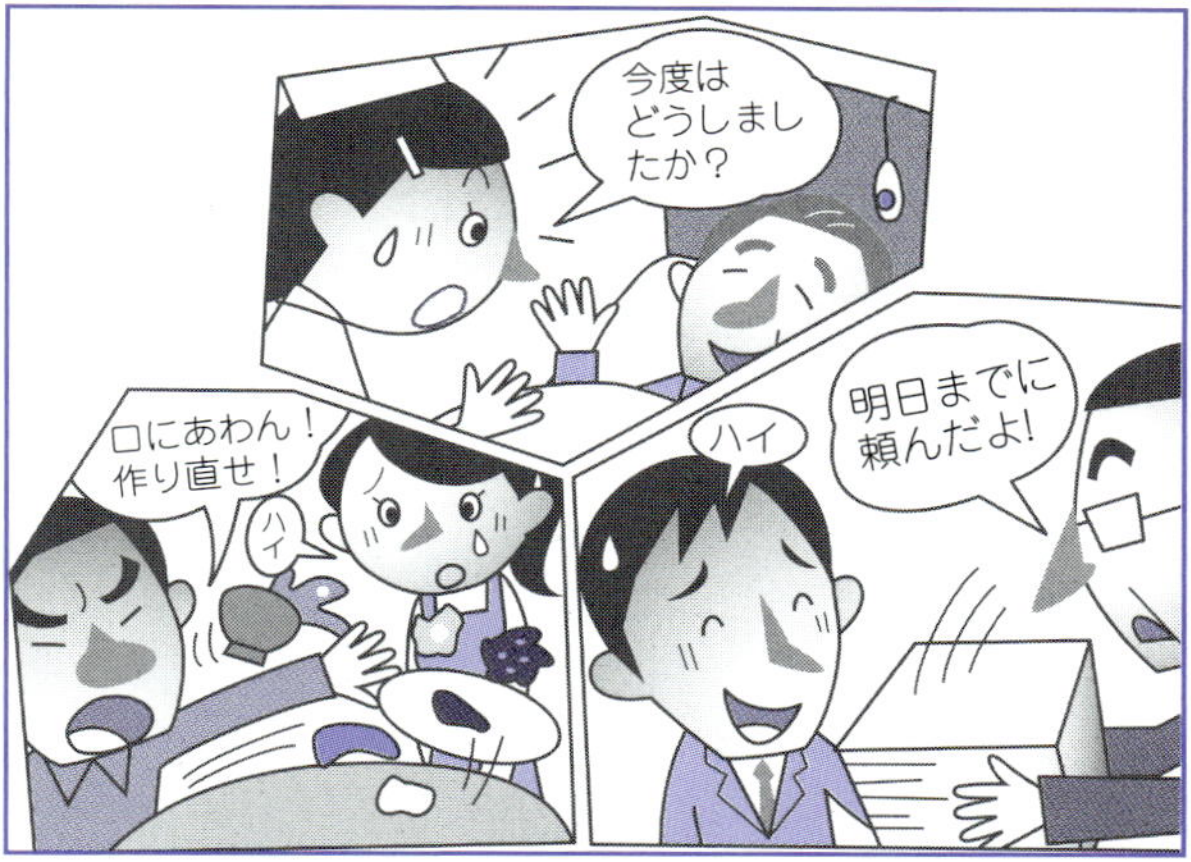
今度は
どうしまし
たか？
明日までに
頼んだよ！
ハイ
口にあわん！
作り直せ！
ハイ

加えて、いい人ほど、周囲で起きたトラブルをすべて自分の問題として抱え込んで悩みがちです。そして解消のために奔走するのでストレスが増えてしまい、それも免疫力を下げる原因になります。

もし、あなたが常々、周囲からいい人だと言われているなら、いい人ゆえに陥りやすい発病の流れを知り、その場その場で客観的に自分を見つめて責任感や従順さにブレーキをかけてください。時と場合によっては、他人に対する気遣いをやめてみることが、わが身を守ることになります。

キレる若者が急増している理由

私の研究室で、研究員や教え子の大学生たちが、疲れるたびに実においしそうに甘いものを食べる光景を目にします。

この「疲れると甘いものが欲しくなる」というのは、疲れると休みたくなるのと同様の反応で、休むのも甘いものを食べるのも同じリラックスの世界、副交感神経が優位になる世界です。

疲れたときに甘いものをとることは体をいたわっている行為で、多少は免疫力を上げることにも役立つ行為でしょう。しかし、甘いものは血糖値をいったん上昇させ直後に下降させることや、リラックスしたいという衝動に駆られることから、一度とりだすと過剰にとるほうに走りがちなのです。

一つに、そうした甘いものの食べすぎはリラックス過剰という副交感神経の過剰反応をもたらし、アレルギー疾患が発生しやすい世界を作ることになるわけです。アレルギー疾患の人に限って甘いものが好きな傾向があり、副交感神経をますます進行させるので勧められません。

私ごとですが、中学一年のときに、病弱だった母に代わって私の面倒をみてくれた姉たちから「男子たるもの甘いものは食べるべからず」と何度となく言われるうちに、まんじゅうであれ羊かんであれ甘いものを口にしなくなりました。当時の姉たちが砂糖の過剰摂取による身体への影響を知っていたとは思えませんが、病弱だった弟の私を強くしたいという思いがあったことは確かです。成人して酒を覚えるに至ってはますます甘いものと疎遠になり、今では、甘いものが大の苦手になってしまいました。その後の私に、アトピー性皮膚炎やアレルギー性鼻炎などのアレルギー疾患がないことを考えると、一因はこのことにもあると思われるのです。

倦怠感からムカついて！　キレる!!

さらには、甘いものを過剰にとると、リラックスの極限である倦怠感が起き、その一方で免疫力が過剰に働いてストレスにも過敏に反応するようになるわけです。そうなると、だらだらした倦怠感と、外からの刺激に過敏に反応する二つの面が、一人の人間の体に共存することになります。

こういう体になっているときに、外部から予期せぬ刺激を受けると副交感神経から交感神経に一気に針が振れて、「キレる」現象が起きるのです。親に少しの小言を言われた程度でキレたり、他人と肩が触れたとたんにキレたり、時にはキレた反動で殺人さえも起こす悲しい現実があります。

キレるというのは瞬間に激しく怒ることですが、これはリラックスの極限のときに一気に副交感神経から興奮する交感神経のほうに針が振れるための一時的な衝動です。衝動だから、手がつけられないほどキレておいて、数分後にはあっという間におとなしくなる。見ていて不思議になるくらい、すぐに元の状態に戻っているわけです。

そしてキレる直前までの若者はリラックスの極限状態なので、へたり込むように地べたにしゃがむ、俗にいう「ウンコ座り」が得意です。電車の椅子に座っても、腰をひいて背筋を伸ばして座ることがつらい体調なので、あんなにも足を投げ出して座るわけです。

またキレる子どもたちはよく「ムカつく」と言いますが、これも言葉の綾ではなく、実際に吐きたいほどの生理現象が起きていると考えてよさそうです。吐くという行為は一種の治癒反応で副交感神経の過剰反応で、キレる直前のリラックスの極限とも一致するわけです。「ムカつく」と言い続けるのは「吐きたい」と連呼していることになり、こうわかれば決してカッコいいものではありません。

むろん甘いもののとり過ぎだけが、倦怠感やキレやすい状態を作っているわけではありません。食生活全体の乱れや、昼夜逆転の生活、そして幼児期から続く過保護を想像してみればおわかりでしょう。甘い食べ物に加えて、甘やかす親の姿勢にも問題がありそうです。「うちの子はキレやすくて困ります」と嘆くお母さんには、私からはあえて「子どもは育てたように育つのです」と申し上げたいところです。

体質は毎日の食事がつくる

食事に必要な消化機能は副交感神経の支配下にあり、食べることで副交感神経が活性化します。それだけに、規則正しいバランスのとれた食事の習慣が免疫力を上げ、偏食や過食、バランスの悪い食事が免疫力を下げます。今さらながら、健康には食事が大事なのです。

肉食は顆粒球型人間、菜食はリンパ球型人間

また普段に好んで何を食べているかも、自律神経に影響を及ぼします。実は肉食主義か菜食主義かで体格だけでなく性格や、かかりやすい病気までも違ってきます。これは肉か野菜かで、自律神経の交感神経、副交感神経のどちらかが優位になることに関係しているからです。

肉食は、たんぱく質でアミノ酸からなる酸性食品なので、消化にかかる時間

が短くてすみます。肉を食べるとすぐ活動に反映され、体は交感神経優位になります。

それにより行動的かつ攻撃的で、エサを取り働くのに適した顆粒球が白血球に増えます。今日は焼き肉、明日はしゃぶしゃぶと毎日のように大量の肉を食べている人は顆粒球が多くなります。

このように、肉食傾向にあり顆粒球の多い人を「顆粒球型人間」と呼ぶことができ、固有の特徴が現れます。顆粒球人間は働き者で活動的、怒りっぽい性格であり、顆粒球人間が何かのきっかけで陥りやすい疾患が便秘、胃もたれ、胃潰瘍、ガンです。

そして、肉と対極にある食べ物、野菜を食べる菜食主義者は、「リンパ球型人間」の傾向があります。野菜はアルカリ性で、アルカリ性というのは生体から活性酸素を奪う陽イオン（金属イオン）の働きが強いので組織を鎮静化し、副交感神経優位に働きます。

リンパ球型人間の特徴は性格が穏やかであり、リラックス上手、当然、免疫

顆粒球型人間〔顆粒球70%以上〕

昼・活動の **交感神経** 優位

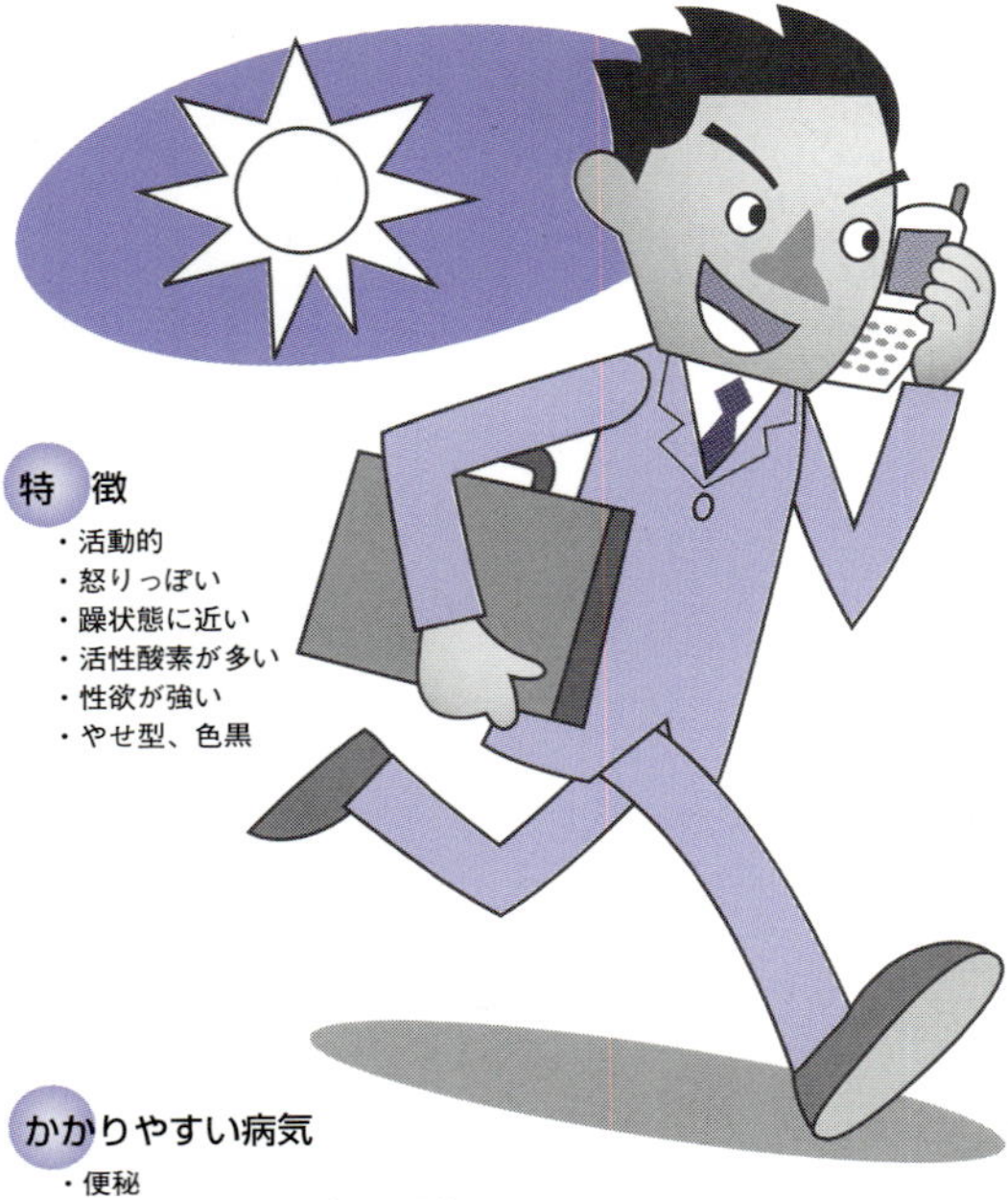

特徴

- 活動的
- 怒りっぽい
- 躁状態に近い
- 活性酸素が多い
- 性欲が強い
- やせ型、色黒

かかりやすい病気

- 便秘
- 胃潰瘍
- 食欲不振
- ガン
- 胃もたれ
- 潰瘍性大腸炎
- 十二指腸潰瘍
- 肝臓病
- 糖尿病
- 高血圧

顆粒球が増えるのは

- 高気圧
- 寒いとき
- 大人の時代（15歳〜成人）

リンパ球型人間〔リンパ球40％以上〕

夜・休息の **副交感神経** 優位

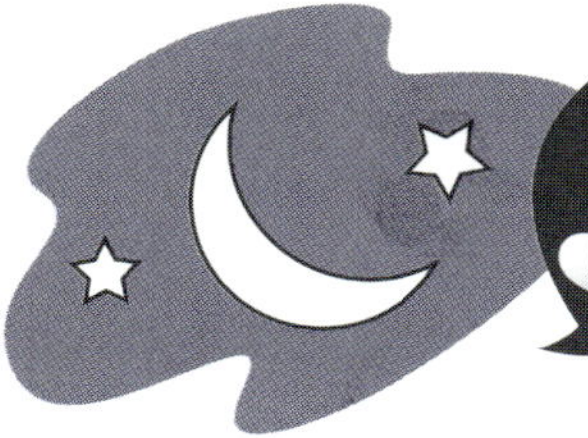

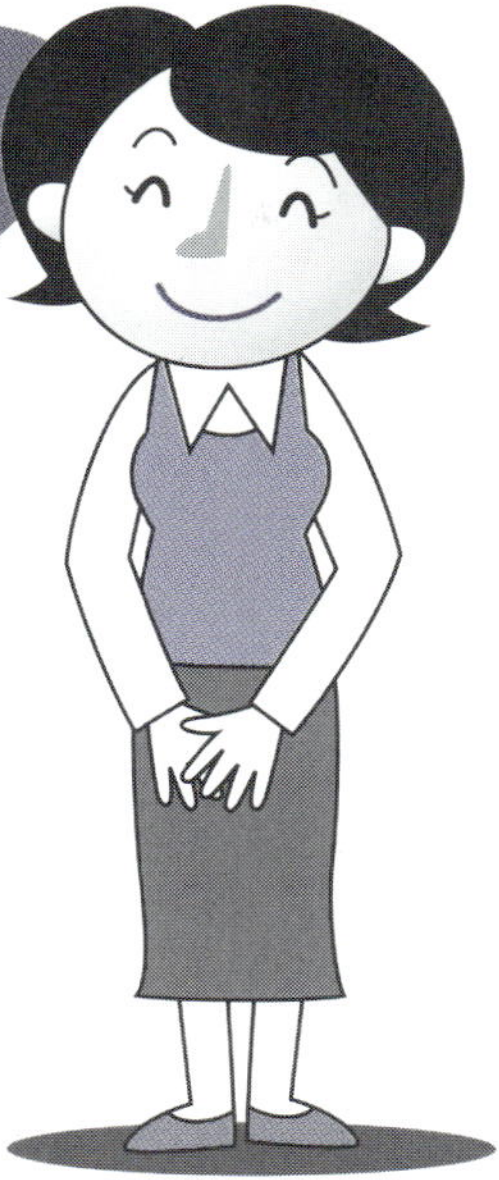

特徴

・いつもニコニコ
・ポッチャリ・色白
・のんびりした性格
・ストレスに弱い
・うつ状態に近い
・長生き体質

かかりやすい病気

・下痢
・アレルギー疾患
・うつ病

リンパ球が増えるのは

・低気圧
・笑いやよろこびのとき
・子ども時代（15歳まで）

力も高めです。それでも、こちらのタイプにも陥りやすい疾患があって、過剰になるとアトピー体質や下痢が多くなります。

以上はあくまでも傾向で、肉食か菜食かだけで顆粒球型人間かリンパ球型人間かが決まるわけではなく、生活の方法やストレスのかかり具合などでも変化します。二〇代はリンパ球型人間だった人でも、三〇代で顆粒球型人間に変わることもあり、例えば、それまでアレルギー反応が出なかった人がある年から急に花粉症になることもあるわけです。

また、私の定義では、実際に白血球比率を調べた場合の顆粒球型人間は顆粒球の割合が七〇%を超えている人、リンパ球型人間はリンパ球の割合が四〇%以上なので、体型や性格、ストレスに弱いか強いかなどの特徴からタイプがわかればリンパ球や顆粒球の状態のおおよその予測もできるでしょう。

自分が顆粒球型人間かリンパ球型人間かを知ることで、気をつけたい病気や、人間関係で起こしやすいトラブルなども浮かび上がってきそうです。健康を保つための参考にしてください。

第3章

ストレスから我が身を守る免疫学

ストレスは体を破綻へと向かわせる

私たちが感じるストレスには、外側から攻撃してくる外的ストレッサーと、内側から発した内的ストレッサーがあります。外的ストレッサーとは、物理的な温度、湿度、騒音、化学物質と生理的な外傷、感染、過労。内的ストレッサーとは、怒り、悲しみ、不安、恐怖などの感情です。

組織破壊と血流障害を起こすストレス反応

みなさんが「最近、ストレスが……」と口にするときのストレスとは、外的ストレッサーの過労もありますが、ほとんどの場合が内的ストレッサーの悲しみや不安などのストレスのようです。その程度によって胃が痛くなったり食欲が落ちるなど、身体にも影響が現れます。

というのも、必ず精神活動も自律神経の働きに支配されていて、悲しみや不

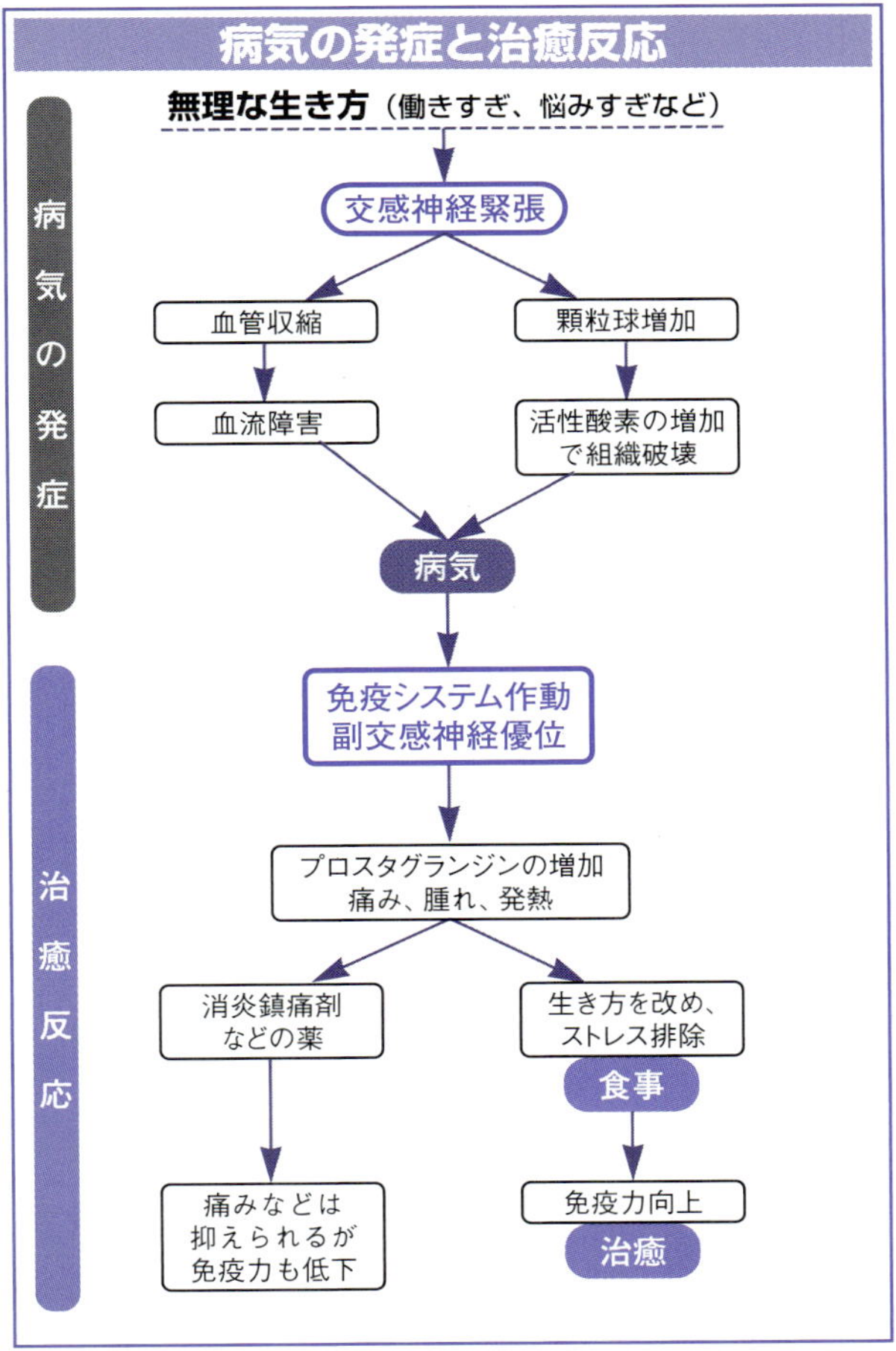
病気の発症と治癒反応
病気の発症
無理な生き方（働きすぎ、悩みすぎなど）
交感神経緊張
血管収縮
顆粒球増加
血流障害
活性酸素の増加で組織破壊
病気
治癒反応
免疫システム作動
副交感神経優位
プロスタグランジンの増加
痛み、腫れ、発熱
消炎鎮痛剤などの薬
生き方を改め、ストレス排除
食事
痛みなどは抑えられるが免疫力も低下
免疫力向上
治癒

安といった感情を抱くと、自律神経の交感神経が緊張する反応が起きるようになっています。まず脈拍が速くなって自律神経の交感神経が緊張し、そこからさらに二つの反応が起きます。一つは白血球に顆粒球が増える反応で、その結果、活性酸素が増加して全身の細胞の組織破壊が起きます。もう一つの反応は血管が収縮する反応で、その結果、血流障害が起きます。

いつも胃がキリキリは危険

なかでも、白血球で増える顆粒球は粘膜に押しかける性質があるのです。緊張する場面で胃が痛くなるのも、緊張というストレスで血流障害を起こし、胃の粘膜に顆粒球がどっと押しかけてその部分で組織破壊が起き、キリキリと痛み始めるからです。別の言い方をすれば、しょっちゅう胃が痛くなる人は慢性的なストレスの中にいることになります。

しかも、さらにストレスが続くと、顆粒球の死骸である膿が発生し、この膿が潰瘍《かいよう》を形成します。そこから潰瘍の形成を何度も繰り返して胃の粘膜の上皮細胞が破壊され、このことで細胞の再生速度が極端に速くなることから発ガンまで進行してしまうのです。

その一方で、精神的なストレスで交感神経が緊張すると脳からアドレナリンやノルアドレナリンが、副腎皮質からはステロイドホルモンが放出されます。これにより胸腺が萎縮して免疫が抑制されるのです。胸腺は心臓の前にかぶさるようにしてある臓器で、リンパ球が抗原抗体反応という免疫反応を潤滑に行うために必要な教育器官です。ですから、胸腺が萎縮すると抗原抗体反応が潤滑に行われなくなり、その結果、免疫が抑制されます。

また、リンパ球には胸腺とは別に、腸管に由来するNK細胞と胸腺外分化T細胞があり、ストレスは消化器の働きも抑制するのでこちらの免疫もストレスで抑制されます。老化が進行して起きる免疫抑制は胸腺に由来するほうだけで、腸管のほうが起きないのに対し、ストレスでは両方が起きるわけです。

不安や悩み事などのストレスを抱え続けると、老化以上の免疫抑制が起きるのです。

24時間戦えるサラリーマンは短命だった

睡眠時間を削って働くということは過労の表れで、確実にこれも体を破綻へと導く要素です。

睡眠が足りないことの危険性は、まず交感神経優位の状態がずっと続くことで、脳細胞の休息ができないことです。

そして、寝ないという行為は重力から解放されないまま長い時間を過ごすことも意味します。すっかり忘れていますが、私たちがふだん起きて活動している最中は重力に逆らっているわけで、筋肉と交感神経を緊張させています。その証拠に、血圧は立って測ると上がり、座って測ると下がり、寝て測ると重力から解放されてさらに下がります。

つまり、睡眠不足が体に悪い理由は、一つ目は脳の休息を阻害し、二つ目は重力からの解放を阻害して、交感神経の過剰な緊張をもたらすからです。

寝不足も含め、過労や悩み、薬の長期使用などで交感神経の過剰な緊張が起きると、まず交感神経が支配する顆粒球が増えて化膿性の炎症を起こし、急性肺炎、急性虫垂炎を発症しやすくなります。それよりも怖いのが、増えた顆粒球が活性酸素を放出し死滅するために体内に活性酸素の量が増えてガンや胃潰瘍、大腸炎、白内障、糖尿病など、挙げるときりがないほどのありとあらゆる病気の原因になります。

血管が血管であることをやめてしまう

また、睡眠時間を削って働いて、睡眠不足が限度を超えると、ストレスの中でもとくに「極限状態」になります。ストレスの極限が白血球の基本細胞であるマクロファージを「先祖返り」させてしまうのです。

マクロファージの先祖返りとは、どういうことでしょう。

そもそもマクロファージ（P23図参照）は顆粒球やリンパ球とともに白血球の一種で、全身に分布します。異物をそのまま飲み込む貪食能や、炎症があれ

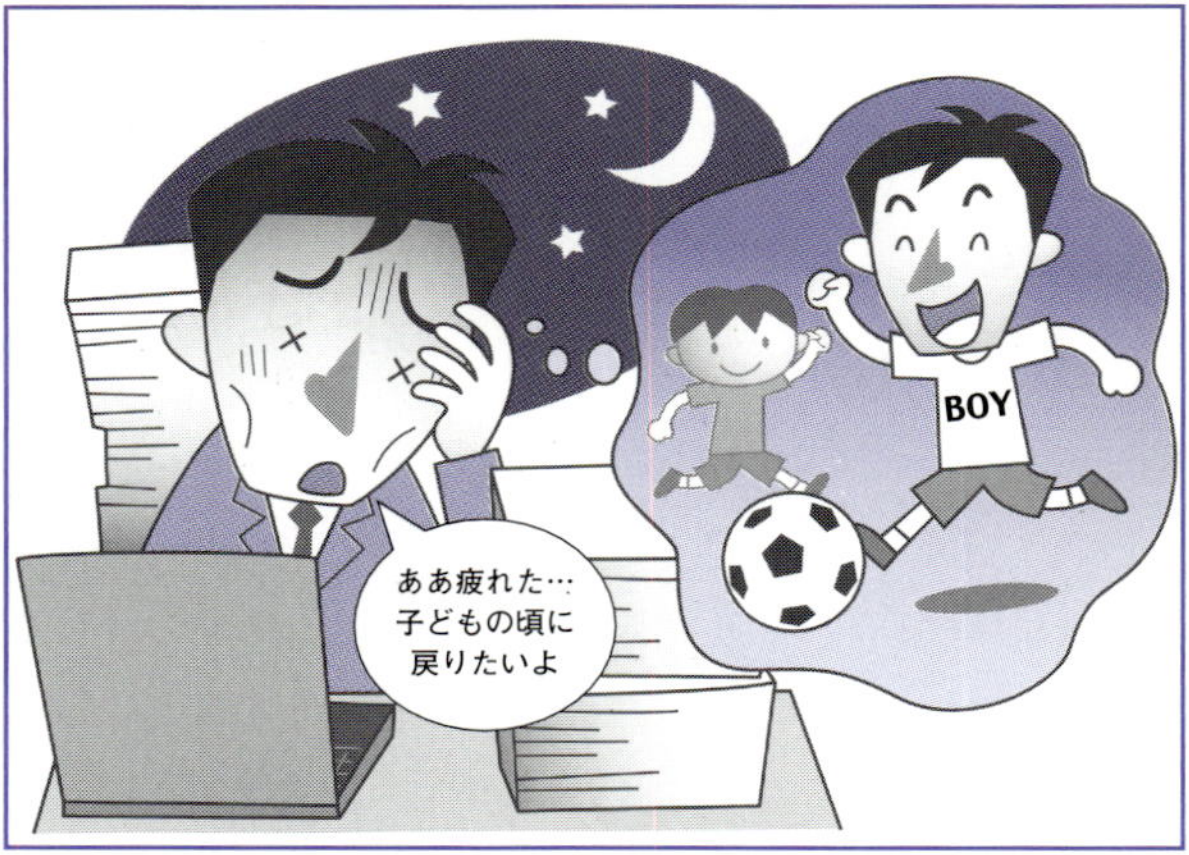

ばそこに駆けつけて処理をします。また異物が入ってくるとそれを抗原と認識し抗体を作って働くリンパ球は、このマクロファージがサイトカインという物質を出しリンパ球に活動の指令を出すことで初めて活動できるのです。

そして、マクロファージがコントロールしているのはこれら白血球内だけではなく、赤血球の働きにも関係します。とくに赤血球の血管内皮細胞という管《くだ》はマクロファージから進化したもので、そのために睡眠不足や無理な生き方を続けていると進化した血管内皮細胞が元のマクロファージに戻り、管《くだ》であることをやめようとします。

私たちも耐え切れなくなるほどの苦しみが極限までくると、現実逃避したくなりますし、子どものころに戻りたくなりますよね。それと同じことが睡眠不足が限度を超えた際の血管にも起きて、血管内皮細胞が管《くだ》に進化する前の姿に戻ろうとするわけです。その結果、管《くだ》としての役目が果たせなくなって瘤《りゅう》ができ、やがて瘤は破裂してしまいます。

それが、動脈瘤の破裂によって脳内に出血する脳内出血やクモ膜下出血などの脳卒中です。つまり、これらの病気は過労や睡眠不足、心配事のストレスの連続が血管の先祖返りをさせたことで引き起こされるわけです。

脳卒中などの予防には、マクロファージに先祖返りさせるようなストレスを減らし、交感神経の緊張をこれ以上進めないことです。それには睡眠不足の回避こそが重要です。

今後、睡眠不足でつらいときは、「今、血管の先祖返りが始まっているかも……」と考えれば、睡眠時間の確保にも意識がいくのではないでしょうか。

ストレスに打たれ強くなる方法

ストレスに弱い自分を変えたい、そう思っている人は多いはずです。しかし私の経験では、生まれたときからストレスに弱い人を一人も知りません。なぜなら、血液中の成分や代謝や骨格などの、身体レベルでその人のストレスに対する抵抗力が決まるものではないからです。

ストレスですぐ胃をやられたり、落ち込んだり、カゼもひきやすくなったりするのは、抱える悩み自体が強いためで、現代社会に生きる私たちにはある意味、避けられないことだといえるでしょう。

だから、ストレスをゼロにするのではなく、ストレスに反応しにくくなるべきと考えれば、解決法も見えてくるでしょう。

ストレスに弱い人は、多少のストレスにも反応してしまう一時的な適応障害があると考えられます。

適応障害は、副交感神経が優位でリンパ球の数が多いタイプに起きやすいといえます。もっといえば、副交感神経が優位でリンパ球の数が多いのは小さい頃に甘えがちだったり、親が面倒を見すぎてしまったり、あらゆることに経験不足のまま大人になった人たちに見られる傾向です。

このタイプの人は、ストレスを受けるたびにストレスに反応して交感神経緊張になり、そのたびに副交感神経反射を起こすことになります。これ自体は生体反応として悪いことではありませんが、気候、疲労や寝不足、人間関係の些細なことにも敏感に反応してしまうために、度重なると心身ともに疲れ果てて本人も負担になるわけです。

また、こうしたストレスに反応しやすい状態を気にしていること自体がストレスになることもあります。

実際に、こういう人が適応障害を起こさずに、ストレスに対してもう少し鈍感でいられるにはどう対応したらいいでしょうか。主に次の四つのことが考えられます。

①交感神経の緊張をとる

ストレスを受けて起きた、自律神経の交感神経の緊張をとるべきです。

リラックスして副交感神経が優位になると交感神経の緊張も緩むので、生活にメリハリがつく程度の、自分がリラックスできる方法を取り入れます。自分がどんなときにストレスを感じるかも把握し、その上で交感神経を緊張させる睡眠不足、暴飲暴食、働きすぎなどの要因をできるだけ避け、排除するようにしましょう。

②依存や甘えた生活を改める

ストレスによる副交感神経の過剰反応に対しては、「これまでの自分は甘えた生活をしてきたのでは……」と人生を振り返ってみることも大切です。若い人なら日常生活での自立度についてもよくよく考えてみたいものです。食事の世話や掃除や洗濯、また経済面でも、いい年をしていつまでも親に依存した生活をしているうちは、ちょっとしたストレスにも弱い状態からは抜け出せません。

③ストレスのメカニズムを知る

前述の「ストレスで交感神経が緊張して顆粒球が増えて、胃の粘膜を破壊して胃炎になる」や、また「ストレスによる交感神経の緊張から逃れるための副交感神経反射で吐き気がしたり、気持ちが落ち込む」といったストレスのメカニズムを知っておくことです。こうして本質を知ることで思考にゆとりが出ると、過剰反応の抑制に働き、ストレスから逃れるきっかけをつかみやすくなります。

④強いストレス下では体を冷やさない

いつにも増してストレスが強い状況に置かれたときは、できるだけ体を冷やさないことです。というのも、ストレスが強いときは体内にステロイドホルモンが出て体温が下がり、血液PHが変化して代謝が下がり、全身が免疫抑制されているときなのです。体を冷やす食事をやめて体が温まる食事を意識してとり、入浴などで体を温めるなど、徹底して体を温かくしておく心がまえが、ストレスが強いときほど必要になります。

ストレスが続くとかかりやすい病気は

病気の約八〇%はストレスで発症し、ストレスで重症化したりすることが確かめられています。ガン、膠原病、アトピー性皮膚炎、糖尿病や高血圧などの生活習慣病、心疾患、内臓疾患、精神疾患、そして慢性の腰痛やひざ痛、カゼ、冷え症や不眠症、メタボリックシンドロームなど、どんな病気でもストレスと無縁ではありません。

一方でストレスと無縁の病気がＡＩＤＳ、ＳＡＲＳ、天然痘、デング熱などで、これらはたとえ免疫が正しく働いていても治癒に結びつかない病気です。

若い人に多く見られる潰瘍性大腸炎や過敏性大腸症候群

ストレスで発症する数々の病気のなかでも、ストレス社会をあからさまに反映している心の病気がうつ病、パニック障害、強迫神経症などです。そして身体の病気が、潰瘍性大腸炎やクローン病、また、最近になって急速に患者数が増えている過敏性大腸症候群などです。

過敏性大腸症候群は、とくに一〇代から二〇代前半の若い人に目立ち、もともと社会的な経験が浅い人が、ストレスに反応して起きる病気だと考えます。

かつて受けたつらいことで恐怖感が呼び起こされ下痢や腹痛などの症状とともに発症する「心的外傷後ストレス障害」（ＰＴＳＤ）の一種で、つらさから逃れるために副交感神経反射である排泄反射を起こし、ひどい下痢や腹痛を誘発するのです。

この過敏性大腸症候群で病院に行くと、下痢を止めるために最初に排泄作用を止めるための副交感神経遮断剤が出されます。副交感神経遮断剤を使うと確かに下痢は止まります。その一方で排泄作用全般も止まるので、消化器官も働かなくなって食欲が低下し、便秘にもなり、さらに大腸を痛めつけることになります。大腸が痛めつけられれば総体的に免疫力が低下して、過敏性大腸症候群そのものが治りにくくなります。

また、いつ下痢が起きるかも知れないという不安にかられて薬を頻繁に服用すると、過敏性大腸症候群を難治性に導く状態を作っていきます。ですから、薬は下痢などの症状が急性期のときだけ飲むのが望ましいわけです。

中高年は胃潰瘍と十二指腸潰瘍になりやすい

過敏性大腸症候群にかかる人は年代が上がるにつれて減少していきますが、今度は胃潰瘍や十二指腸潰瘍が増えてきます。胃潰瘍や十二指腸潰瘍は交感神経の緊張によって顆粒球が増え組織破壊が起きた疾患で、最初はストレスで胃炎になります。そして、ストレスが長く続いたり、強過ぎたときに、ただの胃炎から胃潰瘍、十二指腸潰瘍の潰瘍形成に進行します。

それにしても、なぜストレスで胃にくる人と十二指腸にくる人に分かれるのでしょうか。それについては共同研究者である医師の福田稔先生がこんな傾向を見つけました。

福田先生が実際に診察した患者さんの統計からですが、胃か十二指腸かといった潰瘍の発生場所に一つの方向性があるといいます。

それはリンパ球の比率の特徴で、これまでも随所で解説しましたが、リンパ球の比率については、甘やかされて育ったかなど、その人の成育歴にも影響を受けるわけです。福田先生によると、十二指腸潰瘍になる人は、子どものときに大事に育てられてリンパ球の比率が高い人に、数的には多い傾向がみられるといいます。九八ページのストレスに打たれ弱く、適応障害が出やすいタイプもこれに該当します。

一方の胃潰瘍の場合は、とくに甘やかされて育てられた様子が見受けられず、また本人もストレスに特別弱いという自覚がなく、リンパ球の比率の検査をしても平均的で普通の人がほとんどだそうです。

もちろん、境界線できれいに分けられるわけではありませんが、傾向として、ストレスが十二指腸にくるのは過保護に育てられた人で、それに該当しない人はストレスが胃にくるわけです。過去に胃潰瘍か十二指腸潰瘍を経験した方は当てはまるでしょうか。

心配事があるとき怒りっぽくなる？　落ち込む？

心配事も含めストレスを受けると交感神経が緊張することは述べましたが、この緊張が続くことで顆粒球が増加し、それによって活性酸素が増えて粘膜などの組織破壊や血流障害が起き、またリンパ球の減少による免疫力の低下、排泄・分泌機能の低下が起きて身体にさまざまな変化がもたらされます。

何より、心配事があるときの精神的なダメージは計りしれません。そして、おもしろいことに同じ心配事でも、心配して無気力になって落ち込む人もいれば、心配すると怒りっぽくなってイライラする人もいるのです。

ここで、あなたの家族や親しい友人を思い浮かべてみてください。

心配事や悩み事があると暗い表情を浮かべ、元気がなくなり、思わず「どうかしたの？」と声をかけたくなる人がいるでしょう。また一方では、心配事があって心が晴れないはずなのに、カリカリしたりイライラしたり、怒りっぽくて手がつけられなくなる人もいるでしょう。

この好対照の現象は免疫の白血球の顆粒球とリンパ球の量に関係していそうです。心配事が続いてうつっぽくなるのはリンパ球が多いリンパ球型人間で、怒りっぽくなるのは顆粒球が多い顆粒球型人間という傾向があります。リンパ球型人間と顆粒球型人間の詳細については、この本の第二章の八六〜八七ページを参照してください。

顆粒球型人間はストレスに反応して怒り出す

最初に、怒りっぽくなるほうから見ていきましょう。

私には経験がないのですが、会社勤めの人たちに聞くと、上司の中には、頻繁に部下を怒鳴ったり、恫喝《どうかつ》行為にさえ及ぶ人がいるといいます。こういう人は、顆粒球が多い顆粒球型人間である可能性が極めて高い人で、そのために反応が攻撃的になっているのです。

そもそも顆粒球型人間に至った経緯には、過労や仕事上のプレッシャーなど、積み重なったストレスが原因であることが多いのです。周りもたいへんですが、実は本人もたいへんだったのです。こういうタイプの人には心理テストを受けてもらい、自身のストレスに気づき専門家のカウンセリングを受けさせると、ストレス緩和に効果を発揮して、過剰な怒りがあっさり改善することがあります。これで、本人も周りも楽になります。

リンパ球型人間はストレスで落ち込む

次にリンパ球が多くて落ち込む人は、心配事というストレスから逃避したいために、抑うつ的に反応します。

一般に心が元気なとき、また活動的なときは、交感神経が優位なときです。この交感神経を刺激するホルモンとは、脳から出るドーパミン、交感神経末端から出るノルアドレナリン、副腎髄質から出るアドレナリンで、これらのホルモンは「カテコールアミン」と総称されます。

落ち込んだときには、このカテコールアミンの分泌が低下し、それにより交

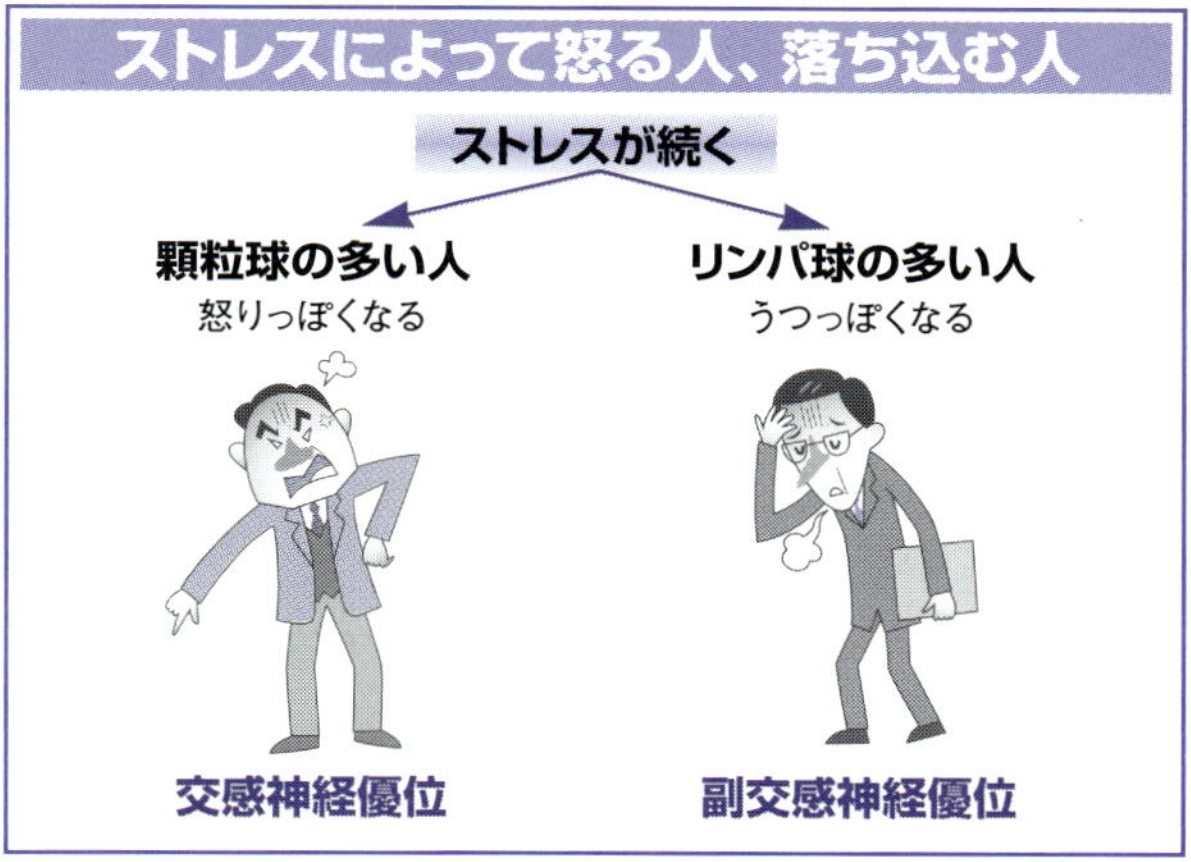

感神経が刺激されないで顆粒球が減った状態になり、それによりリンパ球が増え始めます。

このようにリンパ球が多少増えても、顆粒球がもともと多めの人なら問題なく、落ち込みの程度も軽くすみますが、逆にリンパ球が多い人の場合はよりいっそう落ち込むほうに傾くわけです。それで、心配事があると、崩れるようにドドッと元気がなくなってしまうわけです。

さて、心が晴れないときのあなたは怒りっぽくなる、うつっぽくなる、どちらの反応なのでしょう？

ストレス食いのメカニズム

誰でも、ストレスが多いときほど食べ物への歯止めがきかなくなります。

それは、食べることによって即効的に副交感神経が優位になることを体が知っているからで、単純に、食べることで早々にストレスから身を守ろうとするわけです。食べる行為で消化管の運動が起こり、脈拍も減少、これで副交感神経が優位になってリンパ球が増えます。リンパ球が増えればリラックスできるので、食べれば落ち着けるわけです。

ストレスを受けると気持ちが落ち着かなくなり、食べれば多少は気持が落ち着く――。こういう現象を何度か経験すると、次にストレスを受けたときにはさっさと食べて身を守ろうとします。

この流れが「ストレス食い」で、ストレス食いが度重なると肥満になり、肥満した体は病気の温床になります。

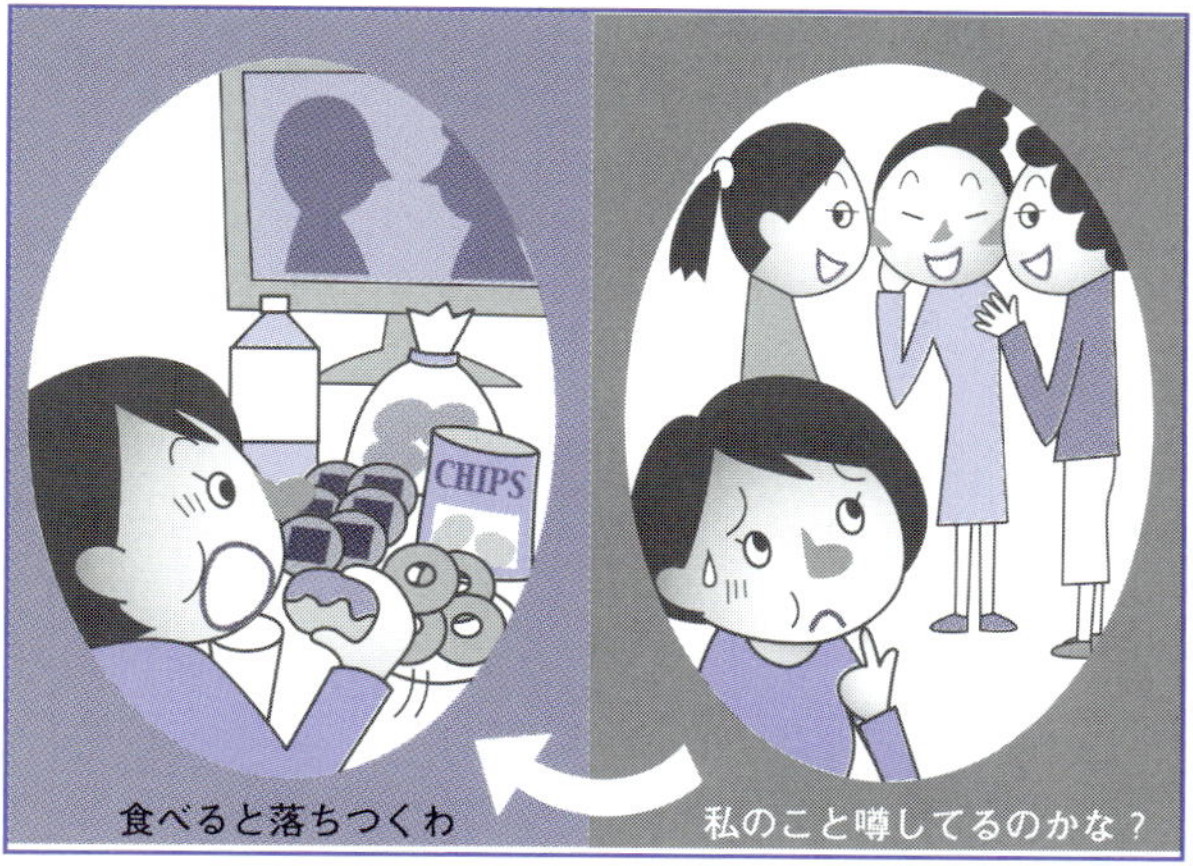
CHIPS
食べると落ちつくわ
私のこと噂してるのかな？

ですから、ストレス食いから逃れるためには、食べたもので犯人探しをしたり、カロリー計算をする前にやっておくべきことがあるわけです。

食べずにいられないほどのどんな悩みがあるかを、自己分析するのが先です。悩みの排除や軽減を図ってから、食事のカロリーなど見直していくべきなのです。

また、冷たい食べ物で体を冷やすと交感神経が緊張し、それを改善するために副交感神経の反射が起きると食欲が増します。逆に体が温まるとリラックスできるので、外食のときなど「今日は食べるぞー」という勢いで、ストレス食いの予感がするときは、優先して鍋物など温かい食べ物をとるように心がけると過食の予防になります。

さらには冷たい食べもので体温が下がると筋肉が細くなって、その周りを大量の脂肪が包むことになるので、太りやすくもなります。

糖質や脂肪のとり過ぎもよくありません。糖質や脂肪が食欲のコントロールを乱すので、過食の世界を作ります。

行き過ぎたストレス食いが過食症と拒食症

ストレス食いが進行して重症化したのが、思春期や青年期前半の女性に多い過食症や拒食症の摂食障害です。

食べることが最も手軽なリラックス法だから、感じやすく傷つきやすく、それだけにストレスを抱える時期に、過食症や拒食症にかかりやすくなります。

また、やせたいという強い願望がエスカレートし、太ったらおしまいというプレッシャーもストレスとなって摂食障害を引き起こします。

過食症は食べることで副交感神経を優位にしてストレスから逃れようとしている状態で、拒食症はストレスをまともに受けて交感神経が優位になって食べられない状態です。

一見、過食と拒食は正反対の反応のようですが、一人の人間に過食と拒食の反応が交互に起きることが多いのです。

最初に拒食になり、拒食がさらに進むと空腹と満腹の判断がつかなくなります。それで交感神経優位から副交感神経優位になって過食にシフトし、そこからまた交感神経が優位になって拒食になるのです。過食症と拒食症は交感神経、副交感神経という自律神経の針の振れによって繰り返し起きると理解できます。

過食症と拒食症の場合は、単なるストレス食いとは違ってちょっと深刻で、最近受けたストレスの解消だけでは改善できないことが多いのも特徴です。小さい頃からの親子関係など、成長過程も含めた長いスパンでのストレスも関係しているので、専門家によるカウンセリングなどのメンタル面での治療が必要になります。

漢方薬や鍼灸と同じ効果の『笑い』のパワー

心は体で、体は心。両者は密接につながっていて、心と体をつないでいるのが自律神経です。

ときに、心が憂うつだと体を動かすのもおっくうになりますが、それでもなんとか体を動かしていると憂うつな気分が多少は薄らいできます。

これには、自律神経の交感神経と副交感神経の程よい揺れが関係しています。憂うつになるストレスで一時はバランスを失って極端に傾いていた自律神経が体を動かすうちにバランスを取り戻す、自律神経の傾きの是正が行われたからです。

実は笑うことでも、同じような自律神経の傾きを是正する働きが起きます。笑いは喜びの感情とつながっている副交感神経反射で、ストレスがあって交感神経が優位になっているときには、笑うことで副交感神経が優位になる揺れを起こすことができるのです。笑って自律神経のバランスが整うことは、体調の安定につながるでしょう。

また、こうして笑うことで優位になる副交感神経は血行を促進し、筋肉の緊張を緩めてリラックスさせる神経なので、優位になると体の免疫力は上がります。実は東洋医学の鍼灸治療や漢方治療も血行をよくし筋緊張をとって体調を整える作用なので、笑いと鍼灸治療や漢方治療は程度の違いこそあれ、体に対して同種の作用を発揮するといえるわけです。

鍼灸治療や漢方薬と肩を並べる笑いの効用！　そうなると笑えるときには笑ったほうがよく、血行をよくし筋緊張をとるためには、たとえ作り笑いでも効果があります。

とくに、強いストレスの中にいる人ほど交感神経優位のほうに強く傾いているので、おかしくないときに意図的に笑ってみるだけでも効果は絶大で、笑った後には心身の緊張がとれてリラックスでき、血行改善効果などが期待できます。

笑いがガン細胞への攻撃を助ける

医学的にも、臨床現場で笑いが評価されるようになり、主にNK細胞（ナチュラルキラー細胞）の活性化が笑いによってもたらされ、ガン患者の免疫力向上になることなどが確かめられています。

このNK細胞はニコニコ細胞とも呼ばれる、白血球のリンパ球の細胞の一つです。NK細胞の数が増えるのは、リンパ球でありながらも副交感神経が優位になったときではなく、交感神経が優位になったときです。

少々、複雑ですが、NK細胞に関しては数自体がたくさんあっても活性化しないと意味がありません。NK細胞が活性化するためには、パーフォリンという全身の細胞の中にある物質を細胞から外に出す分泌現象が必要です。そして、体のすべての分泌現象は副交感神経の担当なので、結局は副交感神経が優位にならないとNK細胞は活性化されません。

そんなNK細胞の活性化にとって、分泌現象の一種である笑うことが有効であるわけです。笑うことで活性化されたNK細胞が免疫力向上の本領を発揮して、ガン細胞なども攻撃するわけです。リラックスして心の底から笑えることが一番ですが、無理にでもニコニコ顔をしてみるだけでも、ガン細胞にも有効なＮＫ細胞の活性化に役立つと思われます。

たまたま、身近によく笑わせてくれるユーモアのセンスがある人がいるなら、きっと、あなたが健康に過ごすことに何らかの役目を果たしてくれているでしょう。たとえ笑い過ぎてシワが増えても、肌の色つやはよくしてくれそうです。

またテレビのお笑い番組を見て笑う、ユーモア本を読む、落語や漫才を聞く、(私のように)酒を飲み他愛《たあい》のない話に興じて大いに笑う、こうした行為が知らず知らずのうちに免疫力を上げて、体の反応が間違った方向に傾くのを微調整している可能性も高いのです。「笑う門には福来る」は、まさに「笑う門には副交感神経来る」と置き換えることもできそうです。

泣いても上がる体温と免疫力

泣くと涙が出るのは、汗、唾液、鼻水、クシャミ、排便や排尿と同じ分泌現象で、分泌現象はすべて副交感神経の支配を受けています。嬉しいと笑うのも悲しいと泣くのも使っている神経は同じで、自律神経の副交感神経です。副交感神経が働くとリラックスできるわけで、だから笑うだけでなく、泣くことでも存分に癒されるわけです。

とくに多忙な人が、感動する映画を見て号泣すると、交感神経が緊張状態から副交感神経優位に傾くので、ストレスから解放されます。

反対に、本当は泣きたいのに我慢すると、分泌現象を我慢することになり、ますます交感神経が優位になってストレスが強くなります。

このように泣くことは交感神経の緊張をとる手段の一つとして有効なのですが、それとは別に、泣いたあとには、分泌現象が起きたあとに起きる特徴的な身体変化も関係することがわかりました。

私は、ラットを使った実験で、ストレスを与えて涙と同じ分泌現象を起こしたネズミの体温が約一度上がることを確認しました。

泣くとか、クシャミを連発するということは、どれも分泌現象で副交感神経の反射ですが、おもしろいことに、その分泌現象が終わったあとに体温が一度上がるという現象をつき止めたのです。

これまでは、泣くとすっきりするのは主に心の浄化とされていましたが、それとは別に体温が上がるという体の変化もあるわけです。

そのよい例が、感動する映画を見た人たちが、さんざん泣いて映画館から出てくるところを見てみてください。体温が上がって血流が増加し、温泉帰りのように顔色もよくなっているはずです。体温一度の上昇は、そのまま免疫力の上昇にも影響します。

泣きたいのに泣かずにこらえることは、せっかくの体温上昇の機会も逃したことになります。とくに、体を冷やし血流障害が原因で起きる胃潰瘍や胃がんなどの病気の予防には、泣くこともまた有効だといえそうです。

「男は泣くな」は正解？

日本では人前で泣くのを恥とする文化があり、子どもの頃に「男は泣くな！」といわれて育ち、大人になった今もその路線を頑なに守っている人がいます。いかなる場面でも、泣くのは男らしくないと思い込んで、必死に涙をこらえるわけです。

子どもは、リンパ球の多い副交感神経優位で生きているので、しょっちゅう泣くものです。男の子は泣きながらダダをこねて、メソメソして親の様子をうかがいます。だから「男は泣くな」とでも言わないと、泣いてごまかすことを覚えて我慢をしなくなり、後々に気迫のある生き方ができなくなっては困ると親も心配で言うのでしょう。さらには、泣かしておけばキリがない子どもを、泣き止ませるための言葉でもあったのでしょう。

ただし、リンパ球過剰でいつでも泣ける状態の子どもと大人は違います。大

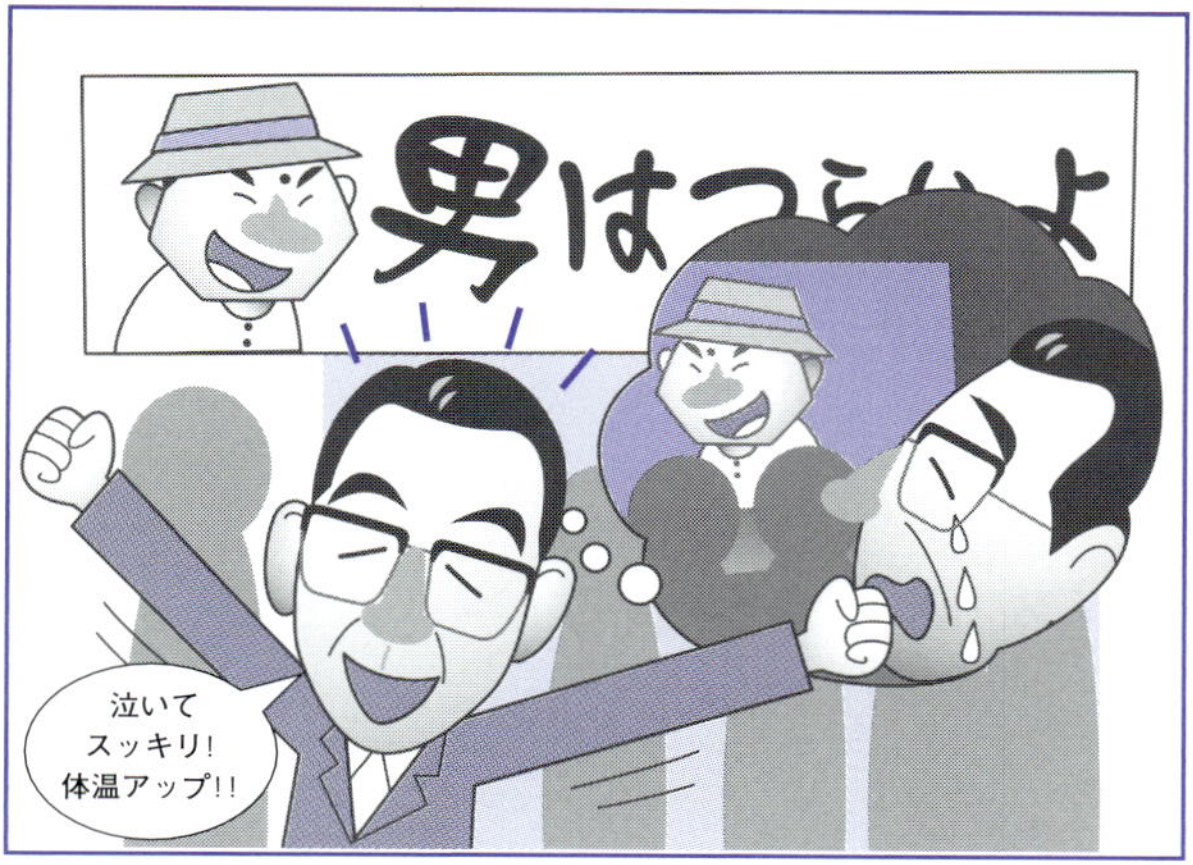

人は子どもに比べてそもそも顆粒球が多く、生き方の無理で交感神経の緊張もあるわけですから、免疫学の立場でいえば、男でも女でも「泣きたいときは大いに泣きなさい！」というアドバイスが正しいわけです。毎日頑張って生きている大人が、映画を見て感動して泣くのは自然なことだといえます。大人の男なら、涙をこらえないほうが心の元気にも貢献しそうです。

最近は、感動し人前で泣く若い男性が増えていると聞いていますが、ストレス社会から身を守る術として理解できる気もします。

精神状態でわかる免疫力低下のシグナル

心に余裕がないと血圧が上昇し、一方で体温は低下した状態が続きます。忙しくて余裕がなくなってくると交感神経が緊張し免疫力が下がるわけですが、そういうときのイライラや、クヨクヨの精神状態は体に顕著に現れます。

イライラ続きで下の血圧が上がると心配

イライラすると、同時に脈が速くなって血圧が上がっています。それでも下の血圧は低く上の血圧だけが高い場合は、気分が高揚した状態のやり手の段階です。忙しさが行き過ぎて、余裕がまったくない状態になると、下の血圧が高くなります。この上と下の差が縮まったときに血液の循環障害が進行し、疲れが残って顔色が悪くなります。こうなると、やり手でバリバリやっていた人がとたんに頑張りがきかなくなり、免疫力が低下して病気にかかりやすくなります。

　つまり、下の血圧が上がるほどイライラや怒りが強くなり免疫力が低下し始めるので、この段階になる前の、血圧の上昇が上の血圧だけに止まっている段階で、気分転換や仕事のペース配分を考えるなどの手立てを講じるべきです。下の血圧の上昇を見逃さないことが大事です。

クヨクヨし低体温になると心配

　一方、体を冷やして低体温になると、こちらはイライラではなく、気力がわかなくなり、クヨクヨしたり、悲観的になったりします。

　低体温はリンパ球が増えすぎて副交感神経が過剰に優位になった状態で、筋肉からの発熱が少なくなって基礎代謝を下げることになり、体調がよくありません。また平熱が三五・五度～三七度が健康体で免疫力が正しく働き、三五・五度以下の低体温が続くと自律神経失調症やアレルギー疾患が出始めます。

　ですから、気力のわかない状態や、マイナス思考にばかり陥るときは低体温になっていて免疫力が低下しているときと考えて間違いありません。食べ物や入浴で体を温めるなどして低体温の改善から始めれば、気力もわき始めます。

瞬間の「驚き反応」は安全圏

イライラでもなく、クヨクヨでもなく、ショックを受けてびっくりする精神状態がありますよね。そんなびっくりしたときに排便したくなった経験がありませんか？　排便が活発になるのは副交感神経が優位のときで、びっくりすると優位になるのは交感神経。ですから、びっくりして排便したくなるというのは本来の自律神経のメカニズムに反することになります。

実は、人間には大きなショックを受けたときに体のなかでワンクッションおくメカニズムがあります。副交感神経反射の一つですが、私はそれを「驚き反応」と名付けました。

驚き反応は、副交感神経反射の中でも瞬間版で、ショックで交感神経が緊張する前に少しでも緊張を和らげようとして、身を守るために副交感神経反射を起こします。

ちなみに、徳川家康が武田信玄と戦って破れた三方ヶ原の戦――。負けを知った瞬間に、家康が馬上で脱糞してしまった話はあまりにも有名です。まさに家康の身には、この驚き反応が起きていたのでしょう。

私たちも突然の別れ話やリストラ宣告、帰宅して空き巣に入られたとわかった瞬間など、予期せぬ事に大きなショックを受けると、シリアスな場面なのに、突如として排便欲求が起きるという情けない状況になるわけです。また、驚き反応は排便だけでなく、「吐き気」としても現れます。人から耐えられないほどの嫌なことを言われたときや、嫌な人に会いに行くと思っただけで瞬時に吐き気がするわけです。

ここまでの驚き反応の話で、「あっ、あのときのあれが驚き反応だった！」と思い出した人もいるかもしれません。

そんな経験のある人はリンパ球が多い分だけ免疫力が高いことになるので経験がない人に比べれば、免疫レベルとして安全圏にいると思ってよさそうです。

究極のストレス解消法とは

結論からいうと、自分の好きなことを実践することがすべてストレス解消法になります。

自分の好きなことをやっているときはリンパ球のＮＫ細胞の働きが高まるのです。笑いのところなどこれまでに何度も出てきましたが、改めてニコニコ細胞といわれるＮＫ細胞についてお話ししましょう。

左図のように白血球にはマクロファージ、顆粒球、リンパ球の免疫細胞があります。そしてリンパ球にも種類があって、その一つがこのＮＫ細胞で、他にはＴ細胞、Ｂ細胞、胸腺外分化Ｔ細胞があります。

ＮＫ細胞は、リンパ球の代表的な働きである免疫と言われる抗原抗体反応には関与しません。その代わりにリラックスし穏やかになると活性化してガン細胞を破壊し、老化に伴い体内にできる異常な細胞や老廃物の攻撃に関与します。

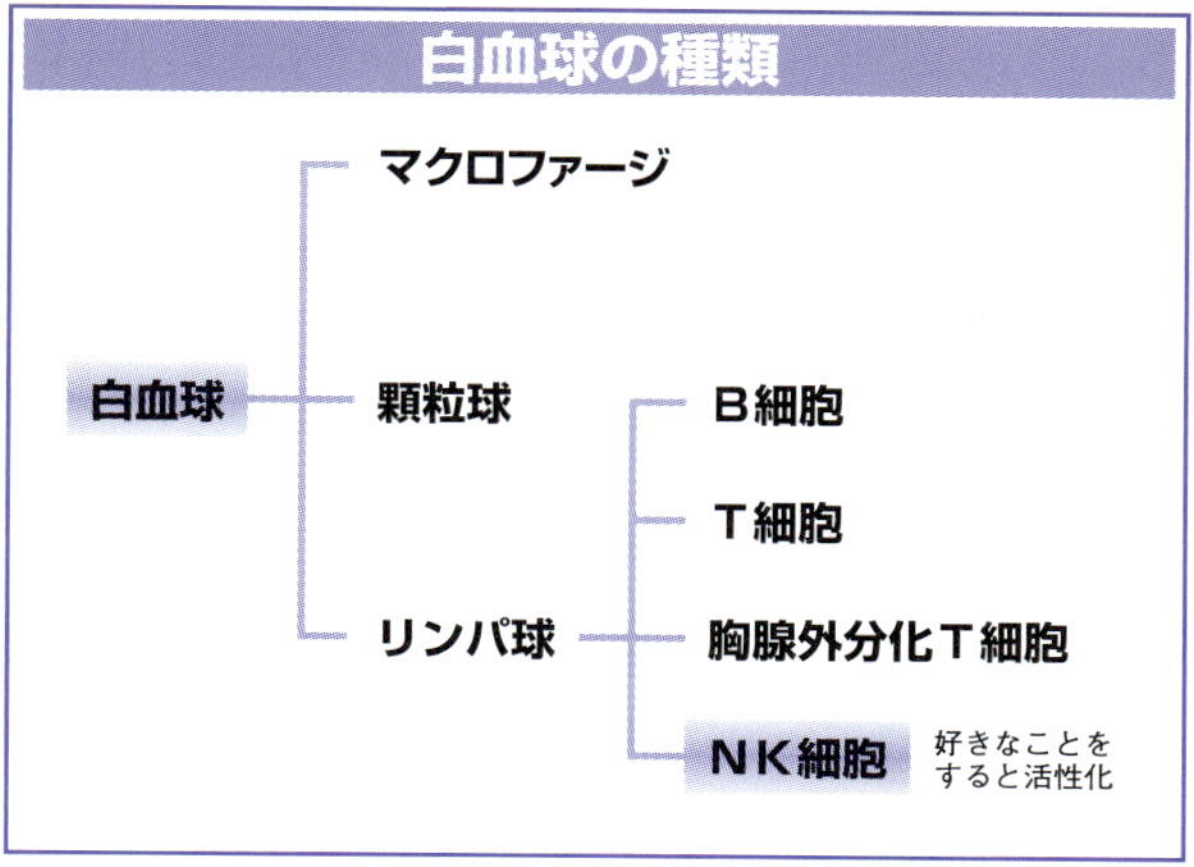

このＮＫ細胞を活性化させるのが副交感神経です。だから自分の好きなことをしてリラックスすればＮＫ細胞が活性化し、ストレスを追い出す働きをしてくれます。

と、私が言えるのはここまでで、このＮＫ細胞を活性化させる、実際のストレス解消法について具体的に言うことができません。

なぜなら、ＮＫ細胞が活性化するのは、あくまでも自分の好きなことで、医者やセラピストがアドバイスできることではないからです。知り合いがものすごく楽しいと言っているから、お昼のテレビで司会者がいいと言っているから、では効き目も半減します。

また、今の自分が何をするとストレスの解消になるのか、どうすると気分転換になるのかは、その時々の年齢や置かれる環境によっても違ってくるものです。

私の例でいうと、ここ数年のストレス解消法は読書です。一冊読んで気に入ると、あとはその作家の全作品を読破したい欲求にかられるわけです。若いときに読むチャンスを逸した作家なども含まれていて、現在の私は読書でNK細胞が活性化されて穏やかさの世界を獲得できますが、一五、六年前までは私にはこうした傾向はなかったのです。

また今、私が周囲に勧められてゴルフを始めても、道具を揃えたこととNK細胞を減らしたことを後悔するだけだという予感もあります。

ストレス解消法は、ストレスが体にもたらす影響など本質を知った上で、自らの感性や人生経験で選ぶしかありません。人真似という狭い思考から抜け出すと、自分らしい解消法も見えてくるはずです。

第4章

安保流！ すぐできる！
免疫力アップの生活習慣

オランウータンが教えてくれた『免疫体操』

運動不足の弊害というと、真っ先に思い浮かぶのが肥満です。

肥満の人には、運動以前にも日常の生活でマメに体を動かしていない傾向がみられ、慢性的にエネルギー消費が少ないことが考えられそうです。

しかも、悲しいことには、運動不足の体は食べ過ぎも招くのです。

体を動かすと優位になるのが交感神経で、動かさないでいると副交感神経が優位になります。そして食欲はこの副交感神経のパートなので、運動不足が続くうちに副交感神経が優位になって食欲も旺盛になります。腹八分では落ち着かない食欲モードになって食べ過ぎが日常化し、肥満がさらに進行します。

運動不足がよくないのは、それだけではありません。長く続くと、病気や体調不良などの「破綻の世界」へ至るからです。

人間の体には、全身に多くの骨格や筋肉がありますが、これだけ複雑に骨格や筋肉が発達したのは、生きていくために必要があったからです。動き回って体をひねってエサを手に入れるためには、多くの骨格や筋肉が必要で、また効率よくエサを獲得するためにより機能的に進化しました。せっかく進化で得た機能を使わないことは、骨格や筋肉の機能を低下させ、運動不足による生活習慣病などのさまざまな病気を引き起こし、治癒力が上がらない体がつくられていきます。

私も実践！脈を速くしないリラックス免疫体操

エサをとらなくても生きていけるようになった私たちが健康を維持するためには、わざわざ時間をとってでも運動をする必要があります。さらには、交通手段の発達で歩行の機会が減った私たちは、わざわざ時間をとって歩く、運動としてのウォーキングも必要になるわけです。

私の場合は朝のウォーキングとラジオ体操を習慣としてきました。またそれ以外に、首の揺すり、上体の揺すり、腰の揺すり、手を高く上げてゆらゆらさせるような踊りの動きのリズミカルな体操も行ってきました。

そして、ここ最近の体操はもっぱら、「横8の字体操」です。これが加わってからは、脈が少なくなり、自然に正しい姿勢の維持ができるようになりました。

実はこの体操、もともとはテレビに映ったオランウータンの姿を見たのが始まりでした。朝起きて森の中の寝床から出てくるオランウータンが、手を上に大きく伸ばして背筋を張った姿を見て、「あっ、オランウータンが、姿勢を矯正し、脈や血圧などを調整している」と直感したのです。

なるほど、体操とは本来そうあるべきで、オランウータンが背筋を伸ばし腕を上げる姿に、人間が忘れていた身体動作での調整力を教えられた気がしました。オランウータンがヒントになって、手を上に大きく伸ばして、頭上で横に8の字を描く免疫体操を思いついたわけです。

毎朝、時間にすると二〇分ほど、以前からの体を揺する「踊りの体操」に加え、この「横8の字体操」をやります。激しい運動だと脈を速めて交感神経を緊張させて活性酸素を増やし、低体温になって、顔色も青白くなりますが、体

横8の字体操

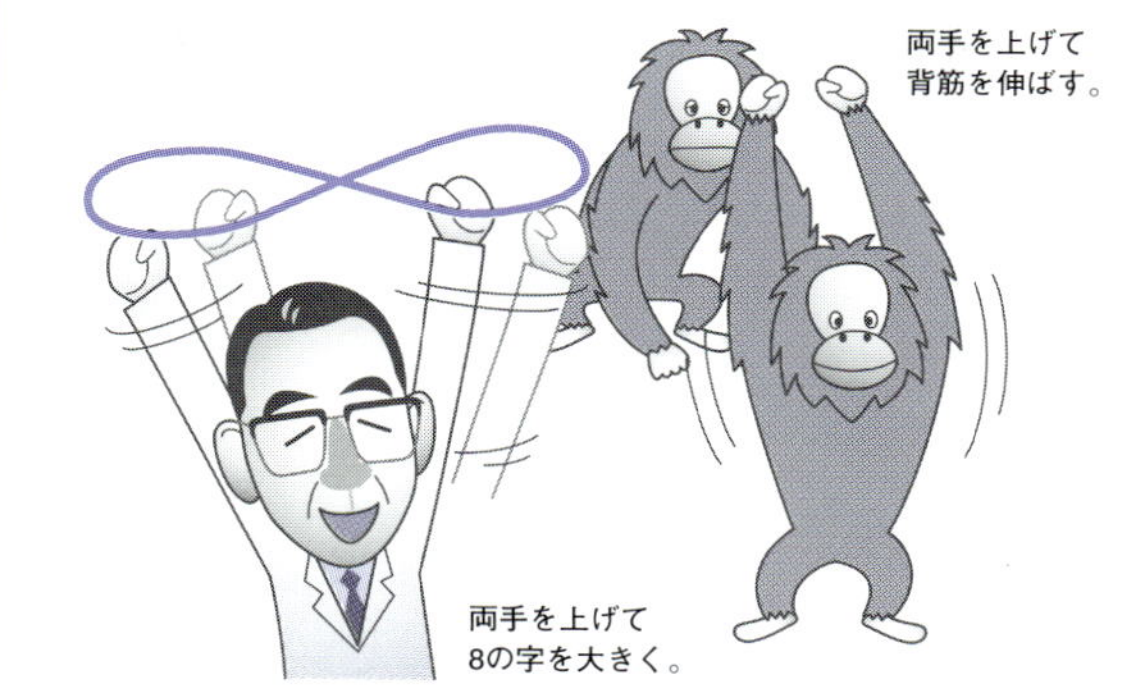
両手を上げて
背筋を伸ばす。
両手を上げて
8の字を大きく。

操程度のこうした運動なら体温を上げ、脈は決して速めずに穏やかさを獲得できるのです。つまり、体を動かす運動でありながら副交感神経が優位になります。また、この体操では、就寝の姿勢から起立の姿勢に移行するための骨格や脈などの矯正力もあるのです。

私が行っている「横8の字体操」に限ったことではなく、このように、運動は、実践すると脈が少なくなり基礎体温が上がるもの。そして終了時にはリラックスに近いすっきりする身体感覚を得られるものが、免疫力アップに役立つ運動習慣だと考えます。

『呼吸法』ひとつで免疫力をコントロール

呼吸は吸うときに自律神経の交感神経が優位になり、吐くときに副交感神経が優位になります。そもそも自律神経は自分の意志でコントロールできない神経ですが、例外として、呼吸の仕方次第でコントロールが可能になります。

口呼吸はやめて鼻呼吸に

問題は口で呼吸するか、鼻で呼吸するかです。

呼吸の種類には、口で呼吸する口呼吸と鼻で呼吸する鼻呼吸があり、口呼吸は浅い呼吸になるために交感神経が優位になり、鼻呼吸は深いゆっくりとした呼吸になるために副交感神経が優位になります。

つまり、免疫のことを考えるならば、ふだんは交感神経が優位になる口呼吸ではなく、副交感神経が優位になる鼻呼吸にしたほうが有効だとおわかりいただけるでしょう。また口呼吸は細菌が入りやすい状態を作り、その細菌の刺激が口腔内《こうくうない》の粘膜で免疫の過剰反応を起こすのです。鼻で呼吸すればこうした口呼吸のリスクも避けられます。

とくにアトピー性皮膚炎やゼンソクが悪化した子どもは、アレルギーのもともとの原因である副交感神経の過剰反射を越えて、日常的に交感神経緊張状態になっています。そのために浅くて速い呼吸になり、鼻呼吸では間に合わなくなるので、口呼吸になりがちです。呼吸でアレルギー反応を増幅させないためにも、ふだんから強く意識して鼻呼吸をしなくてはいけません。

深呼吸のエクササイズ

次に、呼吸法のエクササイズ（健康法）として取り入れたい深呼吸についても考えてみましょう。

深呼吸はゆっくりとした深い呼吸を意識して行い、新鮮な酸素を体に取り入れる呼吸で、ふだんの呼吸とは別に、エクササイズとして意識して実践したい呼吸法です。

深呼吸には、おなかを膨らませたりへこませたりする腹式呼吸《ふくしきこきゅう》と、肋骨《ろっこつ》を上げたり下げたりする胸式呼吸《きょうしきこきゅう》があり、どちらにしても前述の鼻呼吸で行いますが、これも方法によって自律神経の働きかけが違います。

鼻呼吸と口呼吸ほどの明確な境界線はありませんが、腹式呼吸は副交感神経に働きかけて精神を穏やかにする作用があり、一方の胸式呼吸は交感神経に働きかけて興奮させてエネルギッシュにする作用にすぐれています。

そのような作用の違いから、病気になったときや、精神の乱れが強いときは腹式呼吸がおすすめなのです。言い方を換えると、免疫力が低下している人が免疫力を上げたいとき、精神を安定させたいときには、意図的に腹式呼吸をするのが効果的だと考えます。

とくにガンにかかっている人は、いつも交感神経が緊張している状態にあるので、一日に何度か腹式呼吸をして副交感神経を優位にすることを勧めます。

腹式呼吸は吸うときはおなかを膨らませ、吐くときはおなかをへこませる、ど

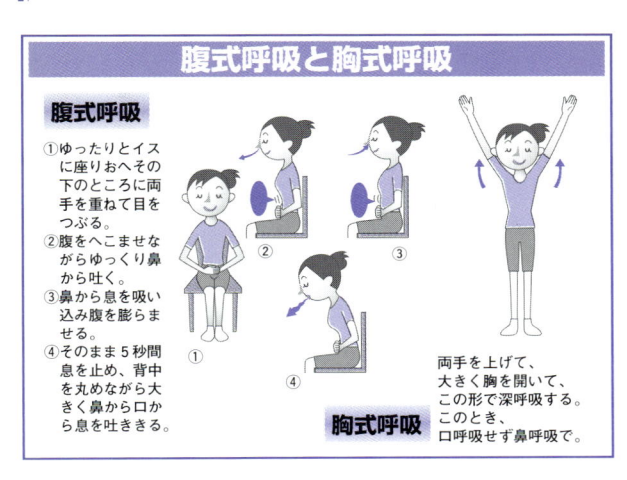

腹式呼吸と胸式呼吸

腹式呼吸

①ゆったりとイスに座りおへその下のところに両手を重ねて目をつぶる。
②腹をへこませながらゆっくり鼻から吐く。
③鼻から息を吸い込み腹を膨らませる。
④そのまま５秒間息を止め、背中を丸めながら大きく鼻から口から息を吐ききる。

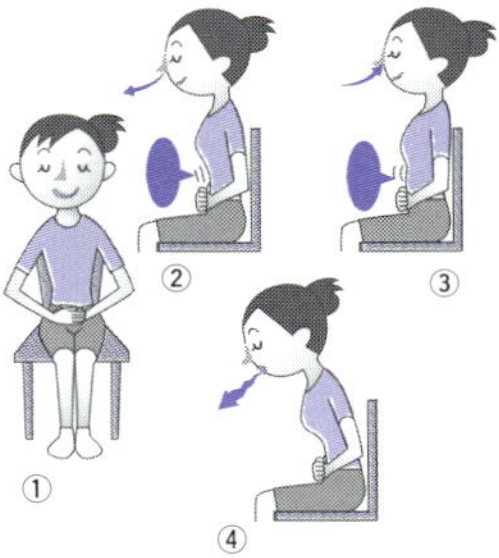

胸式呼吸

両手を上げて、大きく胸を開いて、この形で深呼吸する。このとき、口呼吸せず鼻呼吸で。

ちらかというと吐くほうに意識をおいてゆっくり行います。ガンの人にはこのような呼吸エクササイズで、一日一回は心身をリラックスモードにすることが、免疫力を高めるために大切です。

また心配するような病気がない場合や、今後の健康を考えて深呼吸のエクササイズを取り入れるのなら、腹式呼吸と胸式呼吸を使い分けるのがいいでしょう。いやなことがあり苦悩しているときは腹式呼吸で深く呼吸してダメージを少なくし、頑張りが必要なときは胸式呼吸でエネルギーを取り入れるようにして使い分けます。

『半身浴と全身浴』、どちらが免疫力アップに効果的？

繰り返し述べてきたように、病気を発症するときは、交感神経が優位になって血流障害を起こしていることがほとんどです。入浴はその血流を改善するには最善の方法です。お湯に浸かって副交感神経が優位になれば交感神経を鎮められるので、免疫力を調整して正しく働かせることに役立ちます。しかしこれはあくまでも、お湯に浸かって得られる入浴効果で、シャワーだけの入浴の場合はこうした効果が期待できません。

免疫力が低下したときはぬるめのお湯で半身浴

そんなお湯に浸かる入浴の効果を、身体に刺激の少ない状態でゆっくりと最大限に得られるのが半身浴で、とくに体調不良を意識したときなど免疫力が低下した人には適しているわけです。

半身浴は副交感神経を優位にする

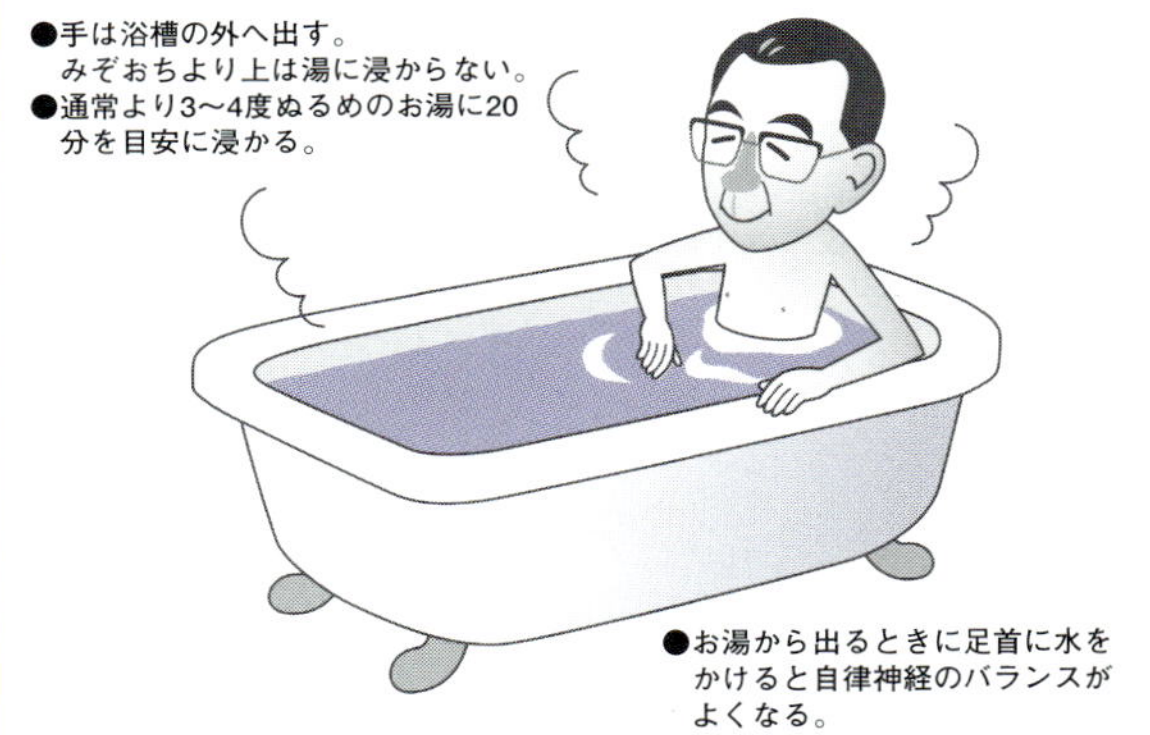
●手は浴槽の外へ出す。
みぞおちより上は湯に浸からない。
●通常より3〜4度ぬるめのお湯に20分を目安に浸かる。
●お湯から出るときに足首に水をかけると自律神経のバランスがよくなる。

半身浴は、肩までお湯に浸からずに、みぞおちから下を通常より三、四度ぬるめのお湯に二〇分程度かけてゆっくり浸かる入浴法です。肩までだと長時間浸かれませんが、半身だけ浸かることで長く浸かることが可能になります。ぬるめのお湯の少ない刺激でじんわりと汗を出せば、体温が緩やかに上がり、血流をよくしていきます。

加えて、自律神経の切替えがとくに下手な人、例えば、季節の変わり目に体調をくずすような人や更年期障害の女性は、この半身浴でよく温まったあとに足首に水をかけることも勧めます。

本来なら、座ったり横になったりするときには副交感神経の働きで血圧が下がり、歩いているときには交感神経が優位になって血圧が上がるべきなのに、自律神経のバランスをくずすとそれができなくなります。自律神経がアンバランスになると歩いても血圧が上がらないので、頻繁にめまいを起こすなどさまざまな不定愁訴が現れます。これに対し、入浴の最後に足首周辺に水をかけてから浴室から出るようにすると、自律神経を切り替える訓練になるわけです。

病気のない働き盛りは全身浴も大切

半身浴は免疫力が低下したときには適していますが、全員が毎日、半身浴をすべきかというと、そうではありません。活力のある人、働き盛りの人には、二者択一でいえば、半身浴よりはやや熱めのお湯に短時間入る従来型の入浴法が適しているといえそうです。

でも、熱いお湯に浸かるのは心拍数を急激に上げるなどそもそも体によくないのでは？

これに関しては、体温の生理で、熱いお湯には長く浸かれないようになっていることを思えば、心配に及びません。

私たちの体温は入浴によって三九・五度まで上がりますが、この体温は五分以上維持できないようになっています。お風呂に浸かり、これ以上に体温が上がるとおのずと浸かっていられないので、否応なく立ち上がるようになっているのです。やせ我慢をして無理に浸かるのは危険ですが、それ以外なら、こうした体温の生理に従えば、熱いお湯に対する心配もなくなります。

その上で、全身浴でのお湯の温度において、リラックス効果につながる適温を考えましょう。浸かって心地よいと感じられるお湯の温度は体温よりプラス四度程度なので、四〇～四一度程度のお湯がリラックス効果をもたらします。

働いている人は、平日は四一度くらいの全身浴を続けて、時間に余裕のある休日にだけ、ゆっくり半身浴をするのが理想的です。いつも忙しく働いて破綻をきたしそうな人が、休日だけでも半身浴で副交感神経を優位にすることは、体調のリセットに役立ちます。

免疫力を下げない酒とタバコのたしなみ方

免疫的なスタンスでいうと、お酒とタバコの弊害は存在そのものよりも量にあり、つまり程度の問題だという点に尽きるのです。

どちらもある量までは、副交感神経を優位にしてリラックス効果をもたらします。お酒のリラックス物質がアルコールで、アルコールが排泄反射を促して副交感神経を刺激します。タバコのリラックス物質がニコチンで、ニコチンの刺激で副交感神経のアセチルコリン受容体が活性化されます。ただし、お酒もタバコも量が増えてしまうと、リラックス物質だったはずのものがストレッサーになってしまうのです。

最初は薬だったはずの酒とタバコが……

もう少し具体的に、量が増えるとどのように変わるのか、お酒のほうから説

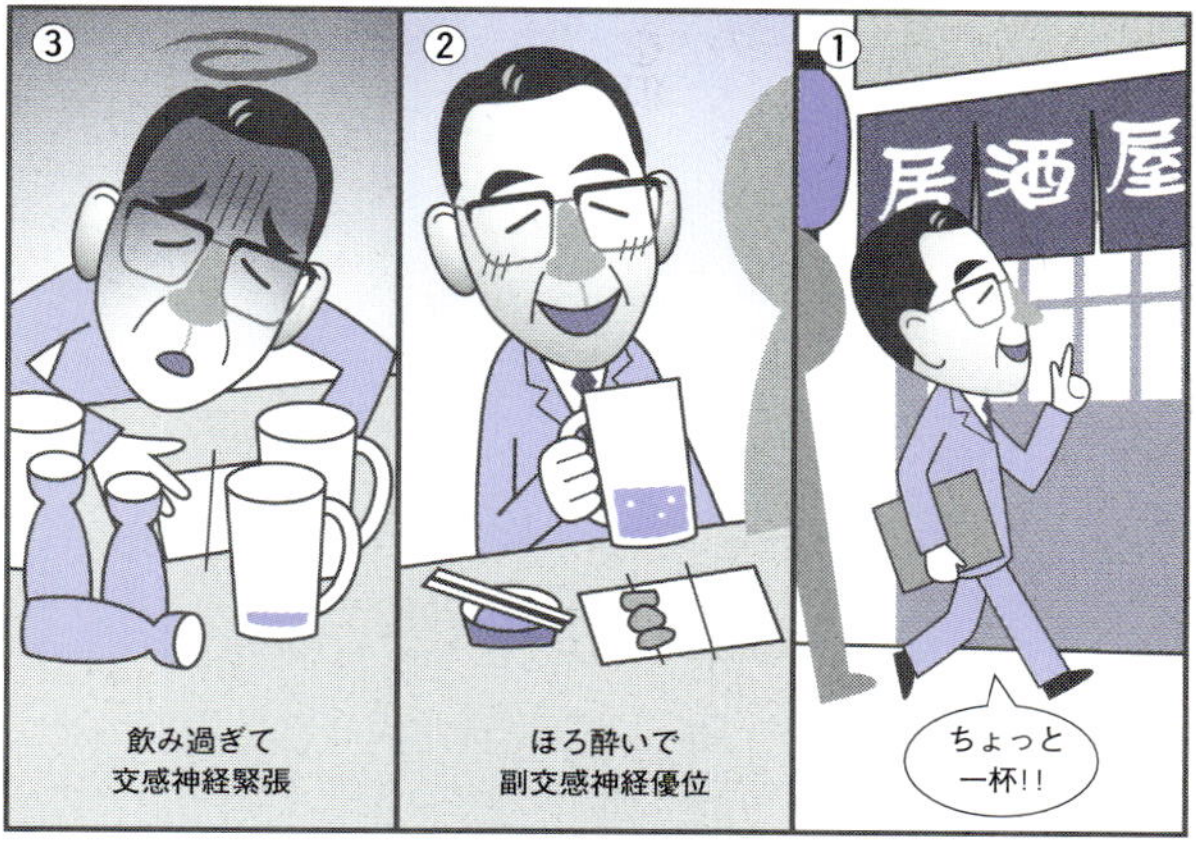
①
居酒屋
ちょっと
一杯!!
②
ほろ酔いで
副交感神経優位
③
飲み過ぎて
交感神経緊張

明しましょう。

お酒を口にすると体温が上がり、気持ちがよくなります。独特の気持ちよさゆえに、一度体験するとまた体験したくなる種類のものです。この体温上昇も気持ちのよさも、アルコールによって血管が拡張して脈がゆっくりしてきて副交感神経が優位になるからで、ここまでの段階の、副交感神経が優位になった時点がほろ酔い加減です。ここでやめておけば程よいリラックス効果を得て、頬が桜色に染まり、免疫力にもプラスの効果が期待できます。

しかし、多くの場合は、その後も飲

み続けることになります。すると、アルコール（エチルアルコールなど）を構成するOH基が交感神経を刺激して次第に脈が速くなり、今度は交感神経が優位になります。そうなると、桜色から赤い顔に変わり、顆粒球も増えて赤い顔から青い顔へと変わっていきます。青い顔になった頃には交感神経が過緊張になっていて、免疫的にはすっかりマイナスに作用します。

大酒を飲んだ翌日にはそのまま交感神経優位状態が続くので、顆粒球が増加して活性酸素が多くなり、組織破壊が起こります。また、常在菌の多いところを狙って粘膜が刺激されます。それで、頭痛、胃痛、のどの渇きなど二日酔いの症状が現れるのです。

現に私も、ごくたまに記憶が飛ぶほど酩酊《めいてい》すると、翌朝はのどがカラカラで、歯が浮き始めます。実はそんな体調のよくない二日酔いの朝に、自分の顆粒球とリンパ球を研究室で調べたことがあるのですが、案の定、通常の倍近くまで顆粒球が増加していました。さらに、二日酔いから抜け出した夕方に再び調べてみたところ、顆粒球の増加がきれいに抑えられていました。急激な顆粒球の変動に、お酒のたしなみ方を学ぶことができます。

次にタバコです。こちらも最初の一服程度ならゆっくりした脈のリラックスとなり、血圧もこの時点ではまだ下がっているわけです。ニコチンにはこのような作用があるので、ニコチン様物質は狭心症の薬にも使われているほどです。

しかし、やはり、タバコは一服ではすまないわけで、本数が増えたことで交感神経が優位になり、血圧も上がり始めます。またタバコの場合はニコチンの害だけでなく、燃焼によってタール成分など有害成分が発生することも問題です。

また、タバコに関してはお酒とは違うようで、一日一、二本にしておくなど適量に留めておくのが困難でしょう。好きなものをやめるとストレスになるからダメ！　という理屈もありますが、ストレス解消になるのは、副交感神経が優位な段階までのこと。交感神経の緊張が始まっている段階では通用しません。どう頑張ってみても、一切たしなまないに限ります。

排泄反射で免疫力アップ『爪もみ療法』

代替療法と呼ばれるものには、漢方、マッサージ、指圧、鍼《はり》、きゅう、アロマテラピー、入浴も含めた温泉療法、気功、音楽療法などがあります。

代替療法の作用は二つあり、一つ目は適量の異物や瞬間の刺激を体に与えて副交感神経の排泄反射を促す働きで、二つ目はもみほぐすか体を動かす動作で血行をよくする働きです。

代替療法はこの二つの作用で血液の循環をよくしたり、排泄をよくすることで治癒を促しながらゆっくり効いていくわけですが、この過程は人間がケガから自然に回復していく流れと極めて似ています。だから代替療法が、病気からの脱却や予防をサポートし、また薬をやめるときに、漢方や鍼を利用して徐々に薬を減らしていくことにも有効なのです。

ですから、病気が長期化しているときには、治癒に向かう代替療法の作用を理解して自分で選択して実践するか、代替療法を行う医師や治療家に相談するなどして実践すると、免疫力向上に役立つでしょう。ただし、やり過ぎるなど、冷静さを欠くような実践法では間違いを起こします。

自分でできる刺絡《しらく》療法

私の共同研究者で、刺絡療法など自律神経免疫療法を実践している福田稔先生は、免疫力を高めるのに役立つ、独自の代替療法を考案しました。爪の生え際をもむという方法で、排泄反射を簡単に促すことができる副交感神経の刺激法です。

この方法の基礎になっているのが刺絡療法という、手足の爪の生え際を注射針で刺す治療法です。体に異物が入ってくるとその異物を排泄しようとして血流反射が起きますが、刺絡療法はその血流反射を注射針の刺激で起こさせるものので、それを自分で簡単にできるように考案されたのが爪もみ療法なのです。

爪もみ療法のやり方は、片方の手の薬指以外の爪の両側を、もう一方の手の親指と人差し指でギュッとはさみます。一〇秒続けたら離して、それぞれの指で五回くらいずつ繰り返し、これを両手で行うのを一日に何度かやります。刺激の程度は少し痛い程度ですが、出血するほど強く押すのはよくありません。

薬指を外したのは、薬指への刺激が交感神経の緊張を招きやすいためです。刺激を与える爪の生え際には神経線維が密集しているために、そこを目がけて集中的に刺激すると、自律神経を副交感神経優位に導くことが手軽にできるわけで、リンパ球を増やして免疫力を向上させるのに役立ちます。また爪を指ではさんで数秒押さえると、排泄反射で手足や全身の血流も増加して免疫力アップにも働きます。

この爪もみ療法は、病気からの脱却をサポートし、とくに、長く病気を抱えている人や、体調不良が長く続く人には最適な代替療法だと思います。

また、親指は肺などの呼吸器、人差し指は胃腸などの消化器、中指は耳に関係する症状、小指は心臓や腎臓などの循環器に対応しているので、自分の症状に該当する指を他の指よりも一〇秒ほど長めに押してもいいそうです。

自分でできる免疫療法～「爪もみ」のやり方

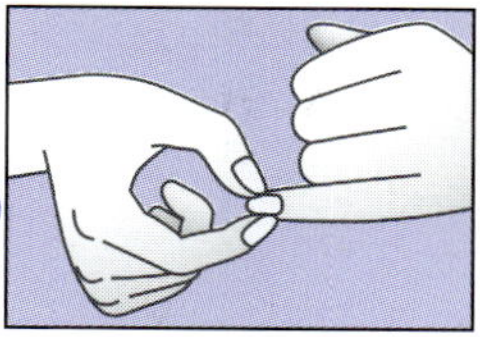

もう一方の親指と人差し指で爪の両側をギュッとはさんで離す。

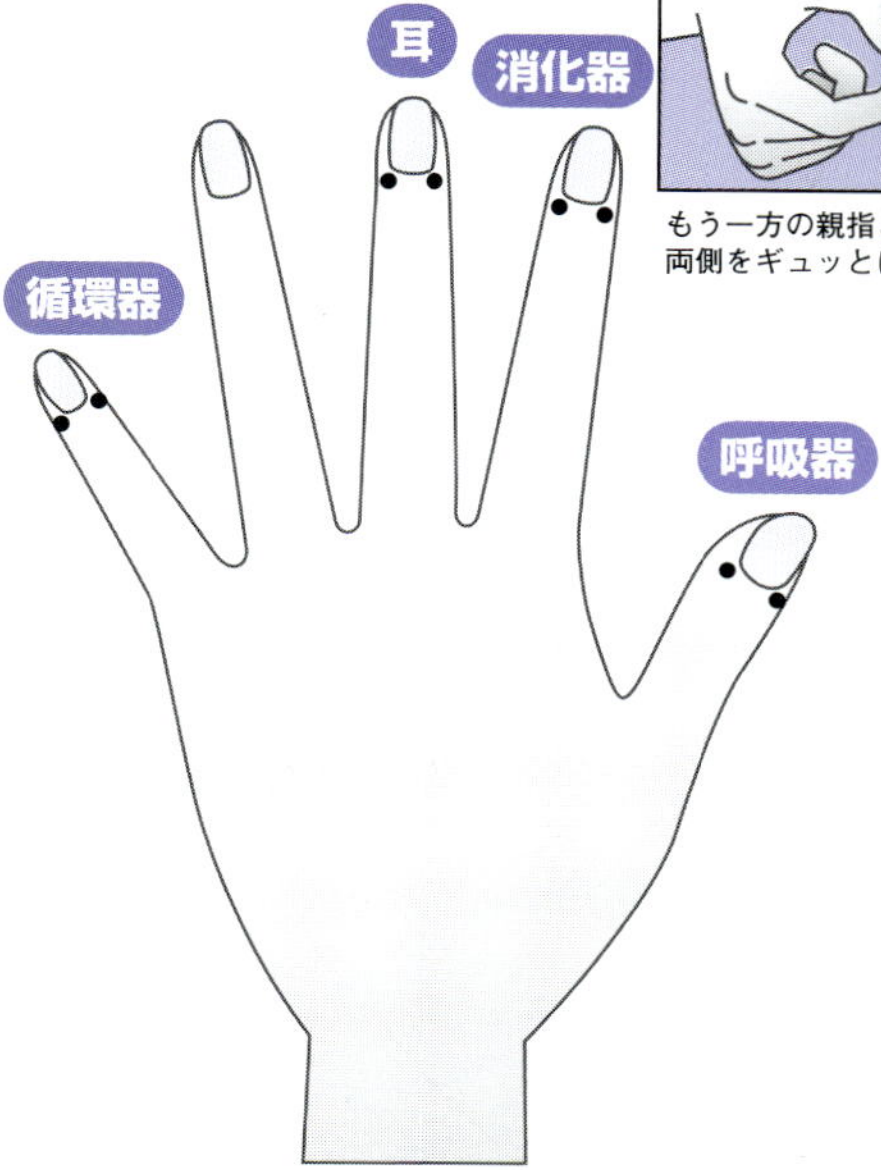

薬指を除く、両手の親指、人差し指、中指、小指の爪の生え際の●印の部分を少し痛いくらいに刺激する。

悪い『姿勢』が免疫力低下と老化を促進

何気なくとっているふだんの姿勢が、老化を含めた免疫力に大きな差として現れることにお気づきでしょうか。

免疫力を下げるほうの姿勢というのが、腰が丸まっていて猫背の姿勢なので、その逆の姿勢は腰が入っていて、骨盤の中央にある骨の仙骨が立っている状態、そして背筋がピンとしている状態が理想的な姿勢です。この二つがくずれてしまい、その姿勢が癖になったときに、老化が進行するようです。

例えば、女優の森光子さんや黒柳徹子さんのように、実年齢よりも若々しく、軽く一〇歳以上は若く見える人を思い浮かべてみると、立っても座っても猫背ではなく背筋が伸びて、常に姿勢がきちんとしています。きちんとした姿勢を保つには筋力が必要なので、お二人はそれなりの努力もされていると想像しています。

重要なことは、姿勢が保てなくなる背景には、必ず筋力の低下があるということです。そして筋肉と骨や関節は同じように血管の支配下にあるので、筋力の低下が骨や関節も弱くします。極端に悪い姿勢は、ちょうど、寝たきりの人に起きる廃用性萎縮をゆっくり進行させているようなものなのです。

また筋力の低下は、筋肉からの発熱を低下させて低体温になり、エネルギー代謝を低下させて、正しく免疫力が働かない状態にも導きます。

さらには、猫背にしていると咬合《こうごう》障害を引き起こし、噛み合わせがうまくいかなくなります。これについては、全身の筋力の低下が顔のまわりの筋肉にも連動していることが考えられます。咬合障害は消化や栄養の吸収、免疫力に関係する唾液の出方にも影響して免疫力を低下させ、とくに老化が早まるといえるでしょう。

結論が出ました。抗加齢の妙薬は姿勢にあり！　若返りを望むなら、エステやクリームや養毛剤に高額な投資をする前に、姿勢をよくすることから始めなければいけません。

免疫力が『上がる口癖』『下がる口癖』は

自分が発した言葉は聴覚を通して脳に伝わり、大脳皮質で理解されます。それが旧皮質《きゅうひしつ》や大脳辺縁系《だいのうへんえんけい》に記憶され、さらには自律神経の中枢である視床下部《ししょうかぶ》に働きます。結果として、言葉の持つ意味により心の安定や不安定が呼び起こされ、安定ならば免疫力アップに、不安定なら免疫力低下に作用します。

そうであれば、「ありがとう」や「感謝します」などの肯定やプラスの言葉をよく口にしているほうが、口にしない場合よりも免疫力を上げていることにつながります。

感謝の言葉を発すると、一つはそれを聞く相手を肯定していることになり、もう一方で自分の細胞も肯定していることになります。たとえ心から思わなくても、「ありがとう」などの言葉を一日に数回口にするだけで免疫力に好影響がもたらされると考えます。

当然、否定的な言葉が口癖になっていると、細胞もそれを聞いていることになります。とくにガンの患者さんやアトピーの患者さんは「でも……」という否定の言葉を口にしがちです。「でも……、そんなことできない」とか「でも……、本当に治るんですか」と枕詞に「でも……」をつけるのが口癖になっています。この「でも……」は現実逃避の表れといいえ、否定的であり不安もあり、これらマイナスの感情が自律神経に作用して免疫力の活性化にブレーキをかけかねません。また、不安感から決断のなさや主体性のなさを発揮し、よけいな薬を飲むなど間違った選択をしがちです。

それよりは「はい、わかりました！」、「ありがとう」、「感謝します」など肯定的な言葉を細胞が聞けば、自律神経が言葉に反応して免疫力も上がるでしょう。

一つには、生きている幸運に感謝するなど、意識を変えれば、否定的な言葉よりも肯定的な言葉がもっと出るようになるかもしれません。

いずれにせよ、細胞が、自律神経が、あなたの口癖を毎日のように聞かされていると認識しておく必要がありそうです。

『ガンから生還』するための超免疫生活術

体の中には六〇兆にも及ぶ細胞があり、それらの細胞のうちのいくつかが、ストレスの蓄積や無理したことが原因でガン細胞になります。

私たちの体の中では、健康な人でも毎日ガン細胞ができているわけです。そんな毎日ガン細胞を攻撃し殺してくれるのが白血球のリンパ球で、リンパ球の中でもＮＫ細胞とＴ細胞がガン細胞を攻撃します。ＮＫ細胞はパーフォリンやグランザイムという細胞殺傷タンパク質をガン細胞に振りかけて殺傷し、Ｔ細胞はリンパ球の抗原抗体反応によってガン細胞を攻撃します。

こうしたリンパ球の攻撃があるので、ガン細胞はたとえ発生しても、その多くは消えていく運命にあります。しかし、この細胞殺傷タンパク質の分泌や抗原抗体反応は副交感神経が優位でないと働かず、ガン細胞は死滅してくれないのです。また発症したガンが自然退縮へ向かうためには、副交感神経を優位にし、これ以上免疫力を下げないことが大切です。

ガンを自然退縮させる生活パターン

ですから、ガンだと診断を受けたときには、ガン発症の原因となったストレスや不規則な生活を早いうちに改善することが求められます。ガンの主な原因はこれまでの自分の生活の中にあると考え、ガンの種類を問わずに、生活を振り返り、生活パターンを変える努力をしなければなりません。

ストレスを感じたら休養をとる。仕事時間を減らして趣味の時間や睡眠時間を増やす。大酒飲みやヘビースモーカーを改める。逃れがたい悩みの中にいる人は、一つだけ肩の荷を下ろしてみるだけでも効果的です。

そして痛み止めや睡眠導入剤など薬の使用を続けてきた場合は、それらの薬の長期服用が免疫力を下げることを理解して、使用を中止すべきです。

そのうえで、血行をよくする入浴や体操などの代替療法の実行、腸の働きを高める野菜やキノコ類の食物繊維や玄米食を取り入れるなどの食事（詳しくは

5章の一七四ページ参照）の改善など、副交感神経を活性化させる方法が実行されていくべきでしょう。ガンだとわかったら、自分でやるべきことはこんなにたくさんあります。

ガンの恐怖から逃れる

また、検査を繰り返しているうちにガンになる人もいるなど、心理的プレッシャーによるガン発症も危惧され、それは「ガンは不治の病である」、「ガンはあっという間に進行する」などガンに対する恐怖心も同じです。恐怖心で交感神経の緊張が強くなれば、免疫力の向上を阻害することになるのです。ガンの恐怖から逃れた状態に自身を置くことや恐怖心の中に埋没しないことが、その後のガンの自然退縮のためにも重要です。

ガンの三大療法に対する考え方

さらにガンの治療には、抗ガン剤、放射線療法、手術というの三大療法と、免疫療法がありますが、ガンの三大療法については、さらなるリンパ球の減少をもたらし回復を遅らせる心配があります。

抗ガン剤はガン細胞だけを殺すものではなく、ガン細胞以外の普通の細胞も殺すことになります。これにより全身の細胞の活動が消耗し、ガンを克服するための免疫力も下がるのです。また、全身の細胞の中でとりわけ抗ガン剤に弱いのが白血球のリンパ球なので、抗ガン剤の投与により真っ先に影響を受けるのが免疫力なのです。

放射線治療はガンが縮小するまで放射線を照射しますが、放射線治療によって全身の細胞の細胞膜も破壊されます。その結果、細胞内の物質が流失し、それが周囲の組織を酸化させ破壊し、患部から遠く離れたところまで壊死《えし》させるクラッシュ・シンドロームが起きます。これが広範囲に及ぶと交感神経の緊張が極限に達してリンパ球が激減し、免疫力が極端に低下します。

ですから、これらの治療は、ガンの背景となったものを排除し生活を見直した上で行うべきで、もっと言えば、放射線や抗ガン剤を使用することでの治癒の見通しが明確である場合に行われるのが妥当でしょう。

手術については、もともとガンは顆粒球の激増からスタートしているわけです。ガン組織が摘出しやすい状態、ガンが初期で原発巣《げんぱつそう》に留まっている状態のときに、手術による消耗が少ない最低限の範囲で行われるべきだと考えます。

最後に、病院で行われる免疫療法については、自律神経免疫療法、BAK療法、CTL療法などがありますが、ガンの三大療法を使わずに免疫力を下げない点は多いに評価できます。

『ガンを自然退縮させる四カ条』

以上の、副交感神経を優位にしてガンを自然退縮させるための考え方をまとめたものがあるのでご紹介しましょう。

リンパ球の数が三〇％に満たないのがガン患者さんで、三〇％を超えたときにガンの自然退縮が始まりますが、この四カ条の確実な実践で数ヵ月後にリンパ球の数値が上がり始め、大幅な自然退縮が始まります。

ガンを自然退縮させるための4カ条

1 生活パターンを見直す

働きすぎ、心の悩みなどのストレスを減らし、体調が良くなるまでしっかりと休養をとる。また、鎮痛剤を使っている人は中止する。

2 ガンの恐怖から逃れる

ガンは怖い、治らないとおびえていると、交感神経の緊張を招き、治癒が滞る。免疫力が高まれば進行は止まり、治癒できると信じ、気楽に付き合うこと。

3 消耗する三大治療（手術、抗ガン剤、放射線治療）は受けない、続けない

抗ガン剤や放射線治療は白血球を減少させ、ガンと闘う力を奪うので、勧められても断り、現在継続中の人は中止する。どうしても手術が必要な場合は、最低限の範囲で受ける。

4 副交感神経を優位にして、免疫力を高める

この章で紹介している「免疫力を高める生活習慣」などを実践する。

『アトピー改善』のための免疫生活術

アトピー性皮膚炎などアレルギー体質は子どものときの免疫過剰や、リンパ球の量の過剰で起きます。免疫過剰だから、花粉やダニなどの異物に対してや、心的ストレスを受けたときなどに、過敏に反応し抗原抗体反応を起こしてしまうわけです。皮膚で抗原抗体反応が起きたのがアトピー性皮膚炎、鼻の粘膜で起きたのがアレルギー性鼻炎、喉の粘膜でなら気管支ゼンソク、目の粘膜ならアレルギー性結膜炎です。また花粉症は、花粉を抗原としたアレルギー性鼻炎とアレルギー性結膜炎の混合です。

過保護とステロイドの害を認識

アレルギー疾患の反応は、動物や植物からの微量異物に対する白血球の副交感反射の抗原抗体反応で、体の免疫力が強すぎる状態にあるときに起きます。

そんな過剰な反応はどこから始まるのかというと、生活が豊かになったことでの過保護で、過食、甘いもののとりすぎ、運動不足など、成長期の厳しさを忘れた生活習慣が過剰反応へと向かわせます。

付け加えれば、本来一五歳から二〇歳の間にリンパ球は全体数が減って大人の適正値になるのですが、甘やかされて育つとエネルギー消費が少なくなってこの切り替わる時期が後にずれ込んでしまいます。そのために、副交感神経過剰状態からいつまでも脱せないということになります。

加えて見すごせないのが、アトピー性皮膚炎の治療薬であるステロイドホルモンのステロイド剤の薬害です。

ステロイド剤が体に浸透し、それによって酸化コレステロールが体内に発生して、アトピー性皮膚炎が難治化します。ステロイド剤を塗った場所には酸化コレステロールがもたらした炎症が起き、塗らない場所にまで炎症が広がるのです。また、ステロイド剤が切れたときは一瞬にして炎症が引き起こされかゆくなるので、使用する量が日ごとに増え、ステロイド依存に陥ります。

そもそもアトピー性皮膚炎のかゆみや発疹は、抗原や汚染物を「洗い流す」治癒反応でもあるので、かゆみを抑え発疹を抑えるステロイドホルモンの働きそのものが治癒反応と逆行していることになるわけです。

避けたいもの、排除したいもの

大人のアトピー性皮膚炎が増加しているのは、大半がそうしたステロイド剤が原因の酸化コレステロール皮膚炎であり、ステロイド依存性皮膚炎だからなのです。重症のアトピー性皮膚炎にみられる茶褐色の皮膚や多数のシワはこの酸化コレステロールの影響で、もともと重症のアトピーだったわけではありません。このように、ステロイド剤を塗り続ける本当の恐ろしさに早めに気づくことが、どれだけ大切かは言い尽くせないほどです。

発症直後のアトピー性皮膚炎に対しては基本的にはステロイド剤を使わないことで、使っても四、五日を限度にします。

また、すでにステロイド剤を使用していて一年以内なら、症状が安定しているときに徐々に減らすことを基本にすべきでしょう。一〜二週間おきに減らしていき、一カ月〜一カ月半ほどで離脱するのが理想です。完全にやめたあとに排尿困難の症状が出ることがあれば交感神経緊張を意味するので、また半分の量に戻し、尿がスムーズに出るようになったらまたやめるようにします。詳しいステロイドからの離脱法については、皮膚科医の藤澤重樹先生の『アトピー治療革命』（永岡書店）が参考になります。

ステロイドからの離脱と合わせて抗原を避けて、副交感神経の過剰反応を抑えることも必要です。ダニやハウスダストの排除のために家の掃除を熱心にし、ペット、香料や着色料などの抗原はできる限り避けます。

子どものアレルギー疾患の、過保護に由来する過剰反応を抑えることも必要です。外遊びや集団生活を通して体と心を鍛える、甘いもののとりすぎや運動不足による肥満に気をつけて、抵抗力をつけていきます。全般的にアレルギー疾患の改善には、無理もせず、かといって楽すぎない、メリハリのある生活が求められます。

『電磁波の害』からも免疫力を守る

私たちはパソコン、テレビ、電子レンジ、携帯電話など、電磁波を出す電化製品に囲まれて暮らしていますが、見えない敵である電磁波障害に悩まされている人が増えているようです。

そもそも電磁波が自律神経の交感神経と副交感神経を揺さぶって、その揺れが大きくなると、脳の血流が抑制されてめまいや吐き気などの障害が起きます。そういう意味で、副交感神経優位でリンパ球が多い人が電磁波に過敏に反応して障害が起き、電磁波過敏症になっている状態なのです。

そんな過敏症の改善には、パソコンなら操作時間を短くすることや、ストレスが加わると反応するので睡眠時間の確保に努めるのがよいと思います。

副交感神経が優位になる夜の時間帯は、昼間より電磁波に反応しやすいので、遅い時間帯のパソコン操作は極力避けるべきです。

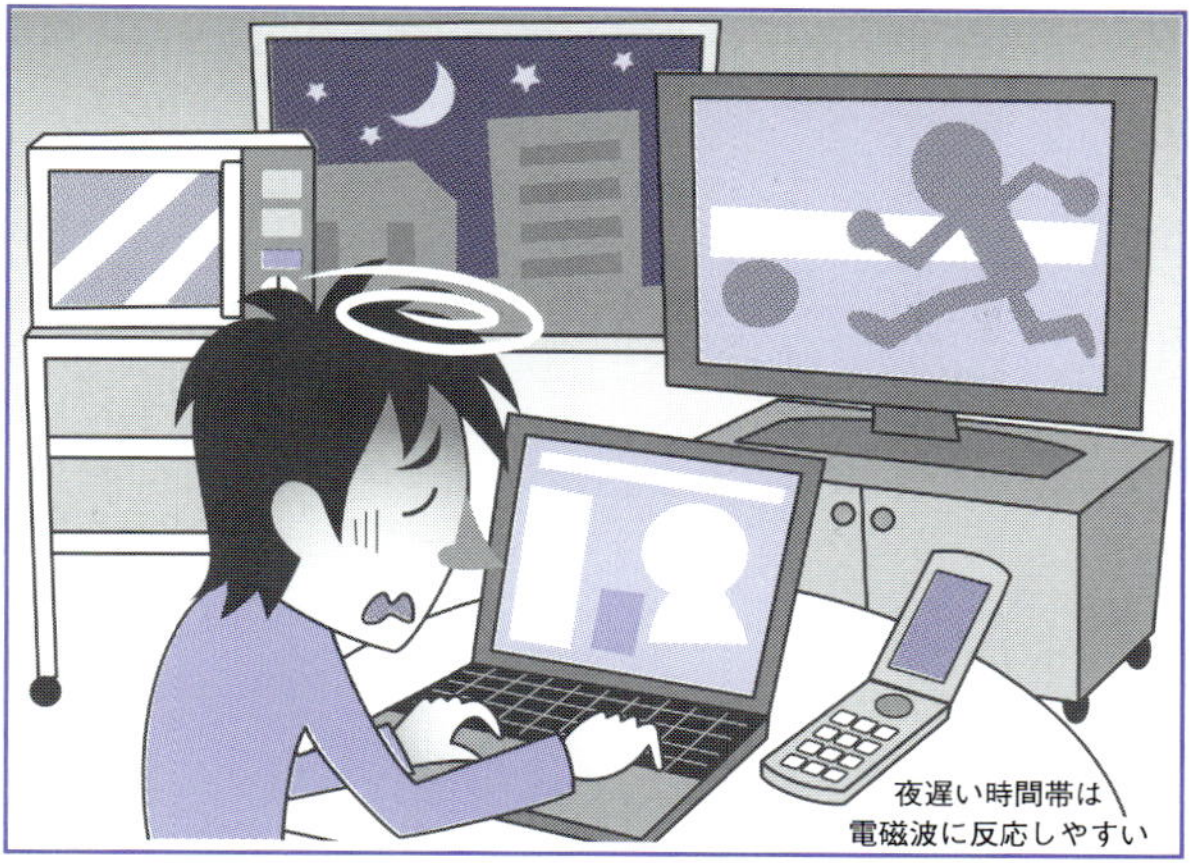

体温を上げ、体の冷えを解消することで電磁波への反応が抑えられるので、冷房の設定温度や薄着についても見直してみるべきでしょう。

歯科の先生の話では、歯科治療の金属がアンテナになって電磁波障害を起こしている場合もあると聞きます。虫歯治療に使われたアマルガムや、インプラント治療に使ったチタンを口から外したところ、パソコンに向かってもめまいが起きなくなったという報告が寄せられています。電磁波障害の自覚がある人は、その点も疑ってみるべきです。

免疫力が上がる『睡眠法』は？

自律神経の日内リズムにより、昼間の交感神経優位の状態から自律神経の副交感神経が優位になって眠ることができます。

一日に七、八時間の睡眠をとると、副交感神経を優位にしてリラックス効果がもたらされますが、リラックス効果をより高めるためには、仰向けになって枕を低くして寝るのがお勧めです。

仰向けに寝ることで、鼻からの呼吸がスムーズになり、内臓も圧迫されません。口呼吸は交感神経の緊張を招くので睡眠を妨げることになります。

しかも、仰向けに寝ると肩の関節なども圧迫されないのです。五十肩なども、横向きに寝る姿勢から肩関節がやられて悪化すると考えられるので、仰向けに寝ることはその予防にもなってよいことが多いのです。

次に低い枕ですが、低い枕は高い枕で寝るのに比べて脳の血流低下が起きま

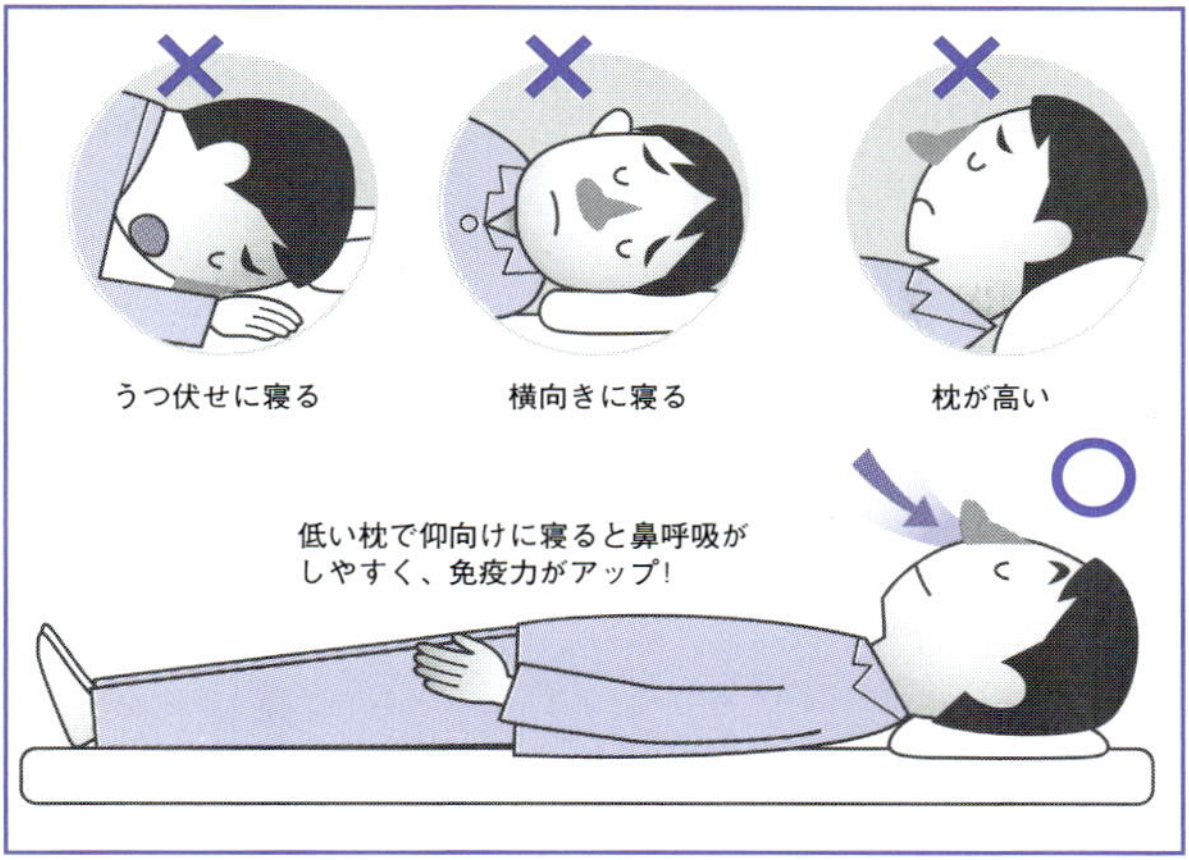

せん。旅先で枕が高いと目が冴えて眠れなかったり、翌朝に頭や首が痛みますが、これは高い枕で脳の血流抑制が起きるからです。高い枕だと、寝てもリラックスが阻害されることが考えられます。

それでも、就寝時に頭痛がするときには、高い枕で寝たほうが痛みが和らいで楽に感じられたりします。これは高い枕で一時的に血流が抑制されたことで頭痛が止まるからです。しかし、翌朝には脳の血流の抑制が進行して、頭痛がいっそうひどくなっているわけです。

睡眠薬は不自然な眠りをもたらす

次に不眠のときに使われる睡眠導入剤は、飲んで寝ると意識を失うように眠るので熟睡できたように感じますが、交感神経の優位な状態から副交感神経が優位になって起きる自然な入眠作用とは異なります。交感神経を興奮させて感覚を麻痺させ、意識を消失させて眠りにつかせる麻薬のような薬で、長く飲み続けるうちに顆粒球の増多を進行させます。日を追うごとに眠りにくい状況が作られ、薬の量を増やさないと眠れなくなるわけです。

眠れないままでは心身が消耗して免疫にとってよくないのですが、睡眠導入剤に頼る習慣もよくありません。早い時期に睡眠導入剤への依存を断ち切るようにし、昼間は積極的に体を動かし交感神経を優位にしておき、夜になると副交感神経が優位になる本来の働きに近づけていくべきです。

付け加えれば、布団に入って目を閉じているだけでも「重力からの解放」の効果があり、睡眠の三分の二程度の休息は達成されます。この理解もあれば、眠れないときにもさほど神経質にならずにすむでしょう。

第5章

免疫力を上げる毎日の食事

免疫力を上げるも下げるも食事次第

食事の大切さはさまざまにいわれていますが、私はその理由を、食事内容がその人の免疫力にそのまま投影されるからだと考えます。

わずか数週間でも食事が変わると、その影響が体調にわかりやすく現れるのです。例えば、単身赴任の男性が、赴任して間もなく受けた健康診断で血圧や血糖値が上がって驚くことがあります。また親元を離れて一人暮らしを始めた大学生の場合は、五月頃から口内炎やおできなど化膿性の炎症など日和見感染を繰り返します。

この間、単身赴任の男性も、学生も、一人暮らしになって飲まず食わずではなく、生命維持やエネルギーになる、つまりおなかを満たす食事はとっているわけです。このことは、満腹になるだけの食事では免疫は働かず、健康を維持していくことが難しいことを物語っています。

奥さんや母親が作ってくれたバランスのいい食事で副交感神経が優位になって免疫力が維持されていたのに、一人になって外食やコンビニ弁当中心の食事で副交感神経が優位になりにくくなって、以前のように免疫力が維持されなくなったのです。しかも、食事は毎日三度とるものだからこそ、その影響力も早く現れたのです。

食生活の乱れは自律神経の乱れ

そもそも食事は、自律神経の副交感神経を優位にする手段で、休息した後や睡眠をとった後と同じように、リラックスの体調が作られます。

なぜなら、食べ物を食べたときの腸管（小腸、大腸、十二指腸など）が行う、消化、吸収、排泄などはすべて副交感神経に支配されているからです。食事を始めたとたんに、それらの消化管で一連の消化活動が起きるので副交感神経が働き始め、腸の蠕動《ぜんどう》運動も副交感神経支配で左右されます。腸内環境が乱れて便秘になると交感神経が働いて腸管の消化活動が抑制され、それにより副交感神経が抑制されることになります。

だから、消化や排泄作用に優れた食事をとれば、より副交感神経が働いてくれることになって、免疫力を高める力になります。逆にその作用が発揮されない、消化の悪い、排泄作用が阻害されるような偏りのある食事では副交感神経が働かないので、免疫力にも働きません。

さらに腸管は、細胞の異変を感知して処理し、全身に伝達するシステムを持っているのです。食べ物と一緒に入ってきた異物や病原菌を腸内細菌が処理しますが、その情報を全身に伝えるのも腸管の役目です。副交感神経が優位になる食べ方をすれば、その情報が腸管から全身に送られます。

また、腸管は胸腺、脾臓、リンパ節、肝臓、耳下腺、顎下線などと同様に免疫細胞が集まる身体器官で、全身の免疫細胞の六割がここに集まっているという、免疫細胞の量の優位性もあります。さらに腸管の免疫細胞は加齢の影響を受けにくい特長もあります。ちなみに、サプリメントでは腸管が働かないので栄養素の補給のみで、副交感神経は優位になりません。

これらの理由により、毎日の食事次第で免疫力は上がりもするし下がりもするわけです。

そう理解できれば、甘いものや揚げ物、脂肪の多い肉食中心の食事、野菜不足、まとめ食いや朝食抜きなどの食生活の乱れは自律神経の乱れを招くと思って、改善していくべきです。

また次からご紹介する副交感神経を優位にする食べ物や腸内環境をよくする食べ物をポイントに、自律神経のバランスを整えて免疫力が正しく働くほうに体を持っていきましょう。

見方を変えると、毎日の食事が副交感神経を優位にしてリラックスを呼びストレス解消になるので、食事を我慢したり、食事を楽しめないことも、ストレスをためやすくし免疫システムを働きにくくします。

また、免疫力を高めるからと大量に食べたり、体にいいからと同じ食材ばかりに偏るなど、明らかにバランスの悪い行き過ぎた食べ方についても改めなければなりません。

免疫力が上がるクスリになる食べ物

食べ物によっては、自律神経の副交感神経が優位になる食べ物、交感神経が優位になる食べ物があり、言うまでもなく、免疫力アップに役立たせるには副交感神経を優位にする食べ物が大事です。

知りたいのは副交感神経を優位にする食べ物

副交感神経は休息、穏やかさの世界で、リラックスしたときや体温が高いとき、血行がよくなったときや消化管をよく動かしたときに活性化します。そうした性質を考えると、腸の働きを活発にする作用、体を温め血行をよくする作用、便通を高める作用をもたらすのが、免疫力アップに働く、副交感神経を優位にする食べ物になるわけです。

また、私たちの身体は刺激から反射的に逃れようとする排泄反射を行いますが、この反射を司っているのが副交感神経です。食べ物では酢や梅干、薬味やスパイスなど、すっぱいものや苦いものや辛いものを少量とることでこの排泄反射が起き、副交感神経が活発になります。さらには、玄米や小魚やゴマのように単品で栄養のバランスが完結する全体食品を積極的にとって、栄養バランスを整えることも副交感神経を優位にするでしょう。

これらの作用を持ち合わせている、発酵食品、食物繊維が豊富な食品、全体食品、排泄反射のある食品、体を温める食品が、副交感神経を優位にする食べ物で、例えば大豆製品、きのこ類、海藻類、玄米、豆類などです。体調維持のために、体調が優れないときや病気をしたときはこれらの食べ物を積極的に活かしてください。ただし玄米がいくら体によくても、玄米だけに固執した食事はよくないなどバランス感覚も必要です。

砂糖、炭酸飲料も副交感神経を優位にする食べ物ですが、とり過ぎると副交感神経過剰になり、アレルギー反応や倦怠感などの原因になるので、副交感神経を優位にする食品でも例外として控えたい食品です。

副交感神経を優位にする食品

●発酵食品

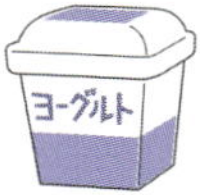

ヨーグルト

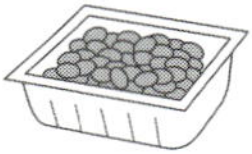

納豆

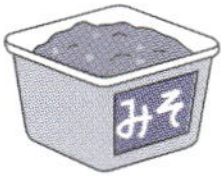

みそ

ほかにチーズ、漬物など。

●食物繊維が豊富な食品

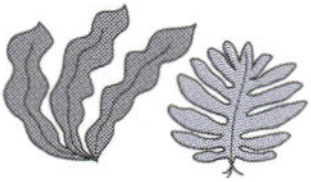

海藻類

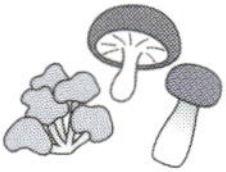

キノコ類

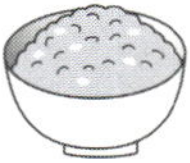

玄米

ほかに野菜、果物など。

●全体食品

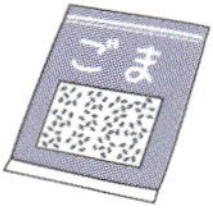

ごま

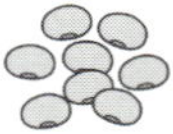

豆類

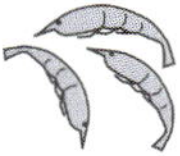

小エビ類

ほかに玄米、小魚など。

●排泄反射のある食品

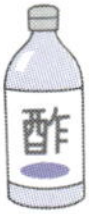

酢

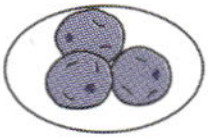

梅干

ほかに長ネギ、唐辛子、ピーマン、大葉、ゴーヤ、ショウガなど。

●体を温める食品

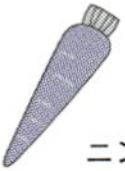

ニンジン

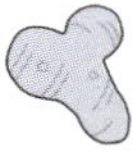

ショウガ

ほかに里芋、大根、ニラ、ニンニクなど。

中間の食べ物も大切

副交感神経を優位にする素材だけで食事を作ればいいかというと、そうではありません。働くときや頑張らなくてはいけないときには肉類など交感神経を優位にする食べ物が必要ですが、とり過ぎると血管が収縮、心身を興奮状態にして白血球の顆粒球を増やします。その結果、リンパ球の割合が減り、自律神経のバランスを崩し、免疫のバランスも崩すことになるのです。交感神経を刺激する食品は肉、塩、冷たい食べ物など。また、辛いもの、油っこいものですが、これらの食べ物や食事は腸管が働く時間が短いので、交感神経を優位にして免疫が正しく働かなくなる可能性が大きくなります。

また交感神経にも副交感神経にも偏らない、米、玄米、小麦、いも類、とうもろこし、五穀米など中間の食べ物もあり、自律神経をバランスよく保つためには、これら中間の食べ物をしっかりととっているかどうかが重要です。ですから、ご飯など主食を抜く食事スタイルは、免疫から考えても正しくありません。

おいしく食べてやせるための食事

単純に考えれば、活動量より多く食べなければ太らないのですが、つい多めに食べてしまうわけで、食べると副交感神経が働き、食べること＝リラックスだから、リラックスしたくてまた食べてしまいます。そして体重が増えれば体の動きが緩慢になってさらに活動量が低下。そうなると「このままではいけない！」と判断した脳が心拍数を上げる命令を出し、交感神経の過緊張が続くことに。この流れで太ると免疫が正しく働かない状態が作られます。

そうした肥満の解消には、冷たい食べ物や強い空腹感のあとに一気に食べるなど、交感神経を緊張させる食べ方をしないことが大切です。アイスクリームや冷たいドリンク、冷やした果物はいっさいやめ、体を温める食べ方を心がけましょう。ニンニクやショウガなど身体を温める食品を料理に使うことや、サラダよりも野菜はゆでて食べるようにするといいわけです。

そして、肥満の予防には食欲のコントロールが必要で、ストレスを減らし精神が安定すると、腸の粘膜にある白血球のマクロファージの働きが活発になり食べる量も減っていきます。

具体的な食べ方としては、食欲のコントロールを乱す糖質や脂肪のとり過ぎに気をつけ、栄養バランスのいい全体食品や食物繊維が豊富な食品で副交感神経を優位にすることが効果的です。とくに全体食品の玄米は便通も促進し、甘みを感じながら満腹感も得られるのでダイエットには最適です。また玄米は脂肪の代謝をよくする成分や中性脂肪の軽減に働く成分も含みます。食物繊維が豊富な食品では、低カロリーでもあるきのこ類、満腹感もあるキャベツやかぼちゃなどの野菜、ミネラルが豊富な海藻類などが食欲のコントロールに役立ちます。

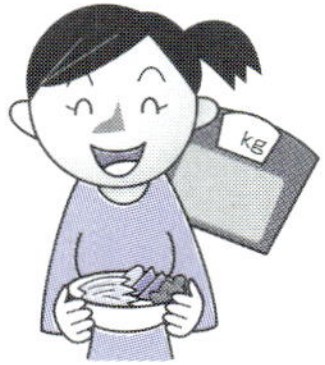

ワンポイントアドバイス

- 冷たい食べ物や飲み物をやめ、体を温める食品で肥満を解消。
- 玄米やきのこ類など全体食品や食物繊維が豊富な食品で肥満を予防。

高血圧が気になる人の食事

血圧の調整は上昇も下降も自律神経が行います。交感神経が緊張して心臓の拍動が増え、血管にかかる圧力が高まったときに上昇します。疲労や睡眠不足が重なると交感神経の過緊張が起きるので、血圧が高くなるのです。

あわせて、薬が交感神経の緊張状態を作って血管を収縮させ、血圧上昇の原因になります。しかも降圧剤（降圧利尿剤）が、血管の内側を粘性にするので長期服用が逆に血圧を下がりにくくして、緑内障、腎臓病、飛蚊症《ひぶんしょう》など新たな病気の引き金にもなるのです。ですから、血圧が上がったらすぐに薬で下げてしまうのは悪循環だと思ってください。休息をとり食生活に注意を払いながら、血圧が安定するのを待つことが正しい下げ方です。

高血圧で気をつけたいのが塩分ですが、塩は交感神経を緊張させる代表的な食品なので、高血圧の人はとくに過剰摂取が危険です。昆布やかつお節のアミノ酸のうま味を活用して、おいしい薄味の料理を心がけましょう。

一般的な高血圧の栄養指導では、塩分の吸収や排泄の働きがあるカリウムや食物繊維の豊富な、キノコ類、海藻類、緑黄色野菜、バナナなどの果物、納豆やキナコなどをとるよう指導されますが、これは免疫学的にも正解です。これらはすべて副交感神経を優位にする食品で、心臓の拍動をゆったりさせて血管の圧力を低下させます。

高血圧で避けたいのは、肉やバターなどの動物性脂肪です。代わりに、ＥＰＡやＤＨＡといった不飽和脂肪酸の成分を含む青魚や、オリーブオイルなどの植物性油脂をとるべきです。不飽和脂肪酸は血流障害を改善しながら副交感神経に働き、血圧低下と免疫力向上に働く脂肪なので、血圧が気になる人が使用する油はこの種類に限ります。

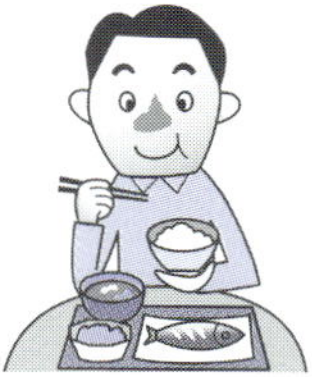

ワンポイントアドバイス

- 副交感神経を優位にする食品には、血圧を低下させる働きがある。
- 昆布・かつお節のアミノ酸味や植物性油脂の活用で、塩分と動物性脂肪のとりすぎを予防。

便秘知らずの食生活

便秘症の人は、いつもの便秘が免疫力を低下させていることに早めに気づかなくてはいけません。

大腸や小腸の腸管には免疫細胞が集まり、腸管が食べ物と一緒に入ってきた異物や病原菌、腸内細菌の情報を全身に伝える役目をしています。便秘は腸内に不要な腸内細菌や有害物がたまった状態なので、有害物の情報が全身の血液を巡り、腸管の免疫細胞並びに全身の免疫細胞に悪影響をもたらします。また便意が不活発であるという排泄機能の低下が、副交感神経の働きを鈍らせて、これも免疫力を低下させます。

便通解消にはまず腸内環境を整えたいので、腸内の悪玉菌や病原菌を活動しにくくする、乳酸菌やビフィズス菌を含む食品が役立ちます。乳酸菌やビフィズス菌が豊富なヨーグルトやキムチなどの発酵食品をとるようにしましょう。

一方で便意を起こさせる食べ方も大切です。そもそも一日に一回程度の便意があるときは、自律神経の副交感神経と交感神経のどちらにも偏っていない、バランスのいい状態です。それが交感神経に偏ると副交感神経が抑制されて、便意が低下します。若い女性に便秘が多いのも、冷え、夜更かし、ダイエットの小食、ストレスで副交感神経の抑制が続いて便意が不活発になったからでしょう。

本来の便意を望むなら、根菜類、キノコ類、海藻類の食物繊維の豊富な食品や、酢やショウガ、ゴーヤなど排泄反射を促す食品を食べて副交感神経の抑制を改善させましょう。便秘に運動不足が関与している場合は、運動を始めながら、ごぼうやさつまいもなどの不溶性食物繊維が豊富な食品をとると腸の蠕動運動が活発になり、不溶性食物繊維で便のかさが増え、自然と便意も整ってきます。

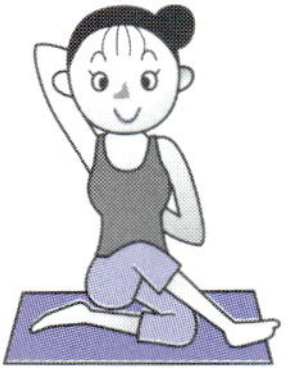

ワンポイントアドバイス

- ヨーグルトやキムチなどの発酵食品、食物繊維の豊富な食品で腸内環境を整える。
- 酢やショウガなど排泄反射を促す食品で便意を促す食生活に。

落ち込みがひどく食欲がないときは？

ストレスの章でも触れましたが、心が元気をなくすときは、交感神経を刺激するカテコールアミンというホルモンが出ていないために、低体温になり、リンパ球が増えた状態なのです。

こうした理解ができると、落ち込んだ状態から抜け出すために食べたい一つは、カテコールアミンの材料になる食べ物だとわかります。カテコールアミンの材料になるのは、タンパク質が豊富な牛乳、大豆製品、鶏肉、そしてタンパク質の合成に不可欠なビタミンBやビタミンCの成分を含むかつお、まぐろ、さけなどです。

また、うつ気分のときは冷たい食べ物を避けるべきです。体が冷え体温が下がると、交感神経にも副交感神経にも極端に傾いて、さらにうつ気分を進行させることになります。冷たい物は一時的に元気がつくので、心がつらいときにはむしろ欲しくなりますが、自律神経がさらに傾く危険性があると理解して、踏み止まってみましょう。

うつ気分に気づいたらホットドリンクを飲むようにし、鶏肉や牛肉など体温を上げる素材をやわらかく煮込んだ温かい食べ物をとることが有効です。

落ち込んでいるときこそ、体がポカポカになり、食べたあとに汗ばむくらいの体温を上げる食事を心がけることを覚えておきましょう。

また、多少のストレスはむしろ副交感神経反射で食欲が亢進してストレス食いなどになりますが、極端に落ち込んでいるときは活動が軽減し、肉体的にも活動不足の状態なので食欲が低下するのも当然です。温かいものを食べて体温が上がるにつれて自然に食欲も出てくるものなので、無理にたくさん食べる必要はありません。

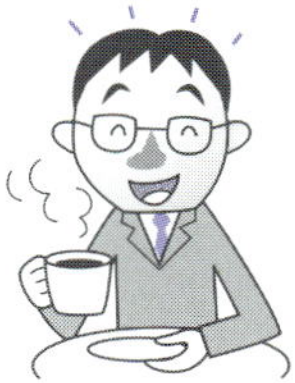

ワンポイントアドバイス

- 牛乳、大豆製品、鶏肉、マグロなどカテコールアミンの材料になるものを心がける。
- うつ気分に気づいたら、体を温め体温を上げる食事を中心に。

ドロドロ血液をサラサラに変える食事

血液がドロドロになると、動脈硬化を起こして、脳血栓や心筋梗塞のリスクが高まります。血液ドロドロは、見た目にもわかる免疫力の低下のサインです。血液がドロドロになるプロセスの最初は、血液中の血小板が増えたときです。血小板が増えるのは、血液中の白血球のリンパ球と顆粒球が正常の比率でなくなり、顆粒球の割合が増加したときです。増えた顆粒球で赤血球が破壊されて弾力を失い、血小板を固まりやすくし、血液がドロドロになるわけです。また顆粒球が多いと、老化や病気の進行を早める活性酸素の酸性も高くなり、血液の粘度に影響して血液をドロドロにします。

加えて血液ドロドロには体温も関係していて、三六・五度以下の低体温になるとエネルギー不足になり、赤血球が細胞の外にナトリウムを出せなくなって、血液がサラサラの状態を保てなくなります。

一晩の不摂生でも一過性の血液ドロドロ状態になりますが、そこから脱するには、食事の前後や食間にたっぷり水を飲むことがよいわけです。そもそもなぜ、水を飲むのがよいかというと、水分は泌尿器を刺激して排泄を促すので副交感神経の働きを活性化し、結果として白血球のリンパ球を増やして顆粒球を減らし、ドロドロの血液状態を改善させるからです。また、血行がよくなると体が温まり、体が温まったことで血行がよくなる――。血液サラサラのためにもそう自覚して、食事では温かい料理を意識してとるようにします。揮発性の刺激成分で血行をよくするにんにく、ショウガ、長ねぎ、たまねぎなどを使い、とくにそれらを使った温かい料理が血液ドロドロを防ぎながら免疫力を高めます。さらに梅干や酢など排泄反射の高い食品も、血流をよくし血液サラサラに働きかけます。

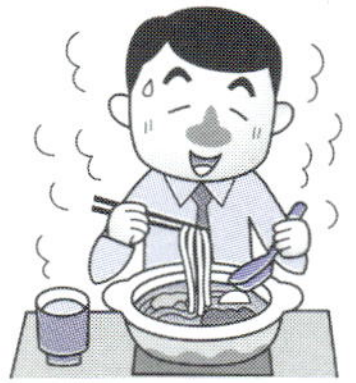

ワンポイントアドバイス

- 食事の前後に水を飲む。
- にんにく、ショウガ、梅干、酢など血行を促進し、排泄反射の高い食品で血液ドロドロを解消。

アンチエイジング（抗加齢）に役立つ食事

髪も肌も全身の細胞が若々しくいるためには、老化の免疫パターンに関係するリンパ球のＮＫ細胞の活性化が必要です。ＮＫ細胞は副交感神経が優位になったときに活性化します。

一方で、体内の活性酸素の働きを抑える必要もあり、白血球の顆粒球が増えると活性酸素が増えるので、顆粒球を増やさないためにも副交感神経を優位にする必要があります。

以上のことから、一七六ページに紹介した、発酵食品、食物繊維が豊富な食品、全体食品、排泄反射のある食品、体を温める食品といった副交感神経を優位にする食品をとっていると、アンチエイジングに役立ちます。とりわけ単品で多くの栄養がとれる小エビ類、玄米、小魚類、豆類、ゴマの全体食品は、植物や動物の生命組織がすべて揃った形で食べられ、生きるために必要な栄養素が丸ごと含まれているので、細胞を元気づける働きも期待できます。体をリンパ球の多い状態に導くＥＰＡやＤＨＡが多い食品も若返りには必要で、それらが多いさんま、さば、ぶり、まぐろの青魚を献立に取り入れましょう。

また、中年以降で体力や気力の低下を意識する年齢になったら、活性酸素除去作用のある抗酸化成分を含む食品をとるように心がけます。ニンジン、ブロッコリー、ピーマンなど色鮮やかな野菜にそうした作用が強く、これら緑黄色野菜に含まれる食物繊維も副交感神経を刺激してＮＫ細胞を活性化させて、老化の進行を緩やかにしてくれます。

ひとつ注意したいのは、どの食品でも無理にたくさんとったり、毎日とり続けるなどして、食事が美味しく食べられなくなるようではせっかくのアンチエイジング効果も発揮されません。

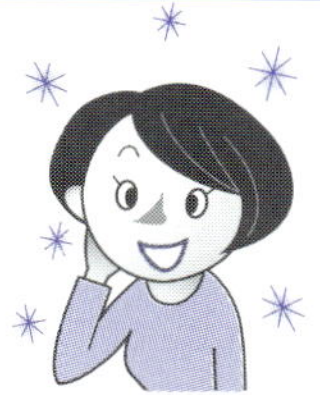

ワンポイントアドバイス

- 副交感神経を優位にする食品全般を継続してとり続ける。
- 単品で多くの栄養が含まれる小魚類、豆類、ゴマの全体食品や色鮮やかな野菜など抗酸化成分をとる。

免疫力チェックリスト

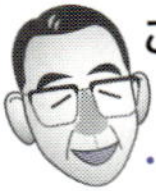

ここ三ヵ月ほどの生活スタイルや体調について、当てはまるものにチェックしてください。

- □ よくカゼをひく、カゼをひくと長引く
- □ 疲れやすい、疲労がなかなか抜けない
- □ 冷え症である
- □ 平熱は三六度以下
- □ 呼吸が浅いように感じる
- □ 睡眠時間が少ない、または眠りが浅く不眠ぎみ
- □ 歯が浮く、または歯周病である
- □ 便秘、または下痢をしやすい
- □ 肩こり、腰痛、頭痛など不定愁訴が目立つ
- □ 姿勢が悪い
- □ 運動不足である
- □ 肥満が進行している
- □ 吹き出物やニキビが出やすい
- □ イライラや落ち込みが激しい
- □ 悩みや不安が続いている
- □ 食事の時間や回数が不規則
- □ ご飯など主食を抜くことが多い
- □ 甘いものやスナック菓子の間食が多い
- □ 病院の薬を常用している
- □ 鎮痛剤や胃薬など売薬を頻繁に利用する

診　断

チェックした合計が免疫レベルで、点数が高いほど免疫力が低下していることになります。

0～3点

現状では免疫力が正しく働いている状態で、免疫の優等生といえます。このままのバランスのとれた生活を維持していきましょう。

4～7点

そこそこの免疫力ですが、安心は禁物です。ストレスに注意を払いながら、無理をしすぎず楽もしすぎないメリハリのある生活を心がけてください。

8～11点

ストレス過多の状態にあり、免疫力低下が始まっています。こりや痛みなどの体調不良を起こしやすいので、運動不足や生活の乱れなどを見直しましょう。

12点以上

心身ともに疲労がたまり、免疫力低下が顕著で病気にかかりやすい状態です。睡眠時間や労働時間、薬や食生活の乱れを改善し、また現在抱えるストレスから離れるなど、早急にかつ大幅な改善が必要でしょう。

点数に関わらず、ここでチェックを入れた項目は免疫力アップのために改善すべきことです。

●著者紹介

安保　徹［あぼ　とおる］
東北大学医学部卒業。医学博士。現在、新潟大学大学院医歯学総合研究科教授。1980年『ヒトNK細胞抗原CD57に対するモノクローナル抗体』を作製し、1990年胸腺外分化T細胞を発見。1996年に白血球の自律神経支配のメカニズムを世界で初めて解明し、2000年には胃潰瘍の原因は胃酸でなく顆粒球であるという説を発表するなど、免疫学者として国際的に注目を集めている。また著書を通じての現代医療への提言が幅広く支持されている。主な著書は『免疫革命』(講談社インターナショナル)、『最強の免疫学』(永岡書店)、『病気にならない免疫力をつくる毎日の食事』(永岡書店)など多数。

安保 徹　病気にならない人の
免疫の新常識

著　者 ―――― 安保　徹
発行者 ―――― 永岡修一
発行所 ―――― 株式会社永岡書店
〒176-8518　東京都練馬区豊玉上1-7-14
代表03-3992-5155　編集03-3992-7191
DTP ―――― 編集室クルー
印刷所 ―――― 精文堂印刷
製本所 ―――― ヤマナカ製本

ISBN978-4-522-42469-8　C2176②